Les phénomènes d'autoscopie

L'hallucination de soi-même

Psychanalyse et Civilisations
Série Trouvailles et Retrouvailles
dirigée par Jacques Chazaud

Renouer avec les grandes œuvres, les grands thèmes, les grands moments, les grands débats de la Psychopathologie, de la Psychologie, de la Psychanalyse, telle est la finalité de cette série qui entend maintenir l'exigence de préserver, dans ces provinces de la Culture et des Sciences Humaines, la trace des origines. Mais place sera également donnée à des Essais montrant, dans leur perspective historique, l'impact d'ouverture et le potentiel de développement des grandes doctrines qui, pour faire date, continuent de nous faire signe et nous donnent la ressource nécessaire pour affronter les problèmes présents et à venir.

Déjà parus

Vagabondages psy..., Albert LE DORZE, 2006.
La théorie de l'émotion, William JAMES, 2006.
Enrique Pichon-Rivière, une figure marquante de la psychanalyse argentine, Eduardo MAHIEU et Martín RECA (dir.), 2006.
Une psychothérapie existentielle : La logothérapie de Viktor Frankl, Pascal Le VAOU, 2006.
L'esprit et le corps, Alexander BAIN, 2005.
La folie au naturel. Le Premier Colloque de Bonneval comme moment décisif de l'Histoire de la Psychiatrie, J. CHAZAUD et L. BONNAFE, 2005.
Unica Zürn et l'homme jasmin, J.-C. MARCEAU, 2005.
La médecine psychologique, P. JANET, 2005.
Le déchiffrement de l'inconscient, H. EY, 2005.
L'évolution psychologique de la personnalité, P. JANET, 2005.
Ey-Lacan du dialogue au débat ou l'homme en question, M. CHARLES, 2004.
La spiritualité en perspectives, J. CHAZAUD (sous la dir.), 2004.
Psychanalyse des psychonévroses et des troubles de la sexualité, S. NACHT, 2004.
Humeur, passion, pulsions, J. GILLIBERT, 2004.

Paul SOLLIER

Les phénomènes d'autoscopie

L'hallucination de soi-même

Avant-propos de Jacques Chazaud

L'Harmattan
5-7, rue de l'École-Polytechnique ; 75005 Paris
FRANCE

nattan Hongrie
önyvesbolt
ith L. u. 14-16
53 Budapest

Espace L'Harmattan Kinshasa
Fac. des Sc. Sociales, Pol. et Adm. ,
BP243, KIN XI
Université de Kinshasa – RDC

L'Harmattan Italia
Via Degli Artisti, 15
10124 Torino
ITALIE

L'Harmattan Burkina Faso
1200 logements villa 96
12B2260
Ouagadougou 12

Fidèle à sa volonté de maintenir vivant l'ensemble du catalogue et de continuer à rendre accessible à tous la richesse de son contenu, Les marques du groupe L'Harmattan proposent les ouvrages, même s'ils sont épuisés dans leur premier tirage, et les impriment à la demande.
Au vu de l'ancienneté de ce titre, un exemplaire original a été numérisé pour être réimprimé, ce qui pourrait altérer légèrement la qualité de certains passages.

1ère édition, Félix Alcan, 1903

http://www.librairieharmattan.com
diffusion.harmattan@wanadoo.fr
harmattan1@wanadoo.fr

ISBN : 2-296-00953-0
EAN : 9782296009530

AVANT-PROPOS

Il est rarement agréable ou indifférent, mais le plus souvent inquiétant et même horrifiant, de **se rencontrer « en personne »**. Cette étrange aventure qui hante le malade, le conte, le mythe, et l'art s'en sont depuis longtemps emparés. Quand le sujet de cette éprouvante confrontation avec son double, « cette terrible contradiction qui exige que, d'une part, cette image soit une perception et que, d'autre part, l'absence de l'objet soit alors celle du sujet »[1], quand donc le sujet de cette *hallucination de soi-même* est romancier ou nouvelliste, cela donne matière à des « tableaux vivants » qui font pâlir les descriptions les plus fines des meilleurs cliniciens. Est-il besoin de reprendre ici la liste de tous ces illustres écrivains qui, de HOFFMANN à MAUPASSANT, de MUSSET à DOSTOÏEVSKI, de GOETHE à POE, etc., ont transposé dans leur œuvre leur expérience du *Doppelgänger ?* Est-il besoin d'en détailler plus avant les expressions avant que de retranscrire, après Otto RANK[2], les études ethnologiques, folkloriques, voire les allégations de certains mystiques ou chamans, ou d'évoquer l'exploitation qu'en ont faite les films d'épouvante et

---

[1] *In* : HENRI EY : ***Traité des Hallucinations***, Tome I, Paris, Masson, 1973. Rappelons ici la définition, post-esquirolienne de l'hallucination par le Maître qui en exprime tout le paradoxe selon l'ordre de la raison : « une perception sans objet à percevoir »

[2] *Don Juan, une étude sur le double.* Paris, Denoël et Steele, 1932.

autres figurations ? Notre but n'est pas de faire étalage d'érudition; Aussi, sans même nous arrêter aux conceptions étio-pathogéniques (qui vont de l'alcoolo-syphilis aux infection, de la toxicomanie à l'épilepsie et autres maladies à impact neurologique, pour déborder vers les pathologies narcissiques jusqu'à la perte d'une « amitié élective », etc.), nous en tiendrons nous, dans cette brève introduction, dans un domaine essentiellement séméiologique.

L'insolite « expérience » d'une rencontre avec soi cela se nomme, chez SOLLIER, dont l'ouvrage est devenu le Grand Témoin et le classique du genre, une ***hallucination autoscopique*** (antérieurement *deutéroscopique* et, depuis, *héautoscopique*[3]). Encore faut-il préciser que, lorsqu'on parle d'autoscopie, on pense d'abord à l'***héautoscopie positive*** qui présente d'ailleurs une variété d'aspects entre sa forme globale et ses formes partielles, voire atteint au redoublement de la vision (dans le cas de l'hallucination d'un « double double ! ») ; des modalité d'intensité diverses, allant de l'esthésie très vive au sentiment de présence invisible ; le tout connaissant une localisation spatiale des plus variable[4] et s'accompagnant d'états émotionnels divers entre persécution, angoisse de mort, haine, plaisir et indifférence… Mais cette forme, la plus « voyante », de l'autoscopie n'est pas sans posséder deux antonymes. Celui de l'***héautoscopie négative*** (définie par l'éprouvé du reflet perdu, de l'imperception

---

[3] De *deuteros* = deuxième; *heauton* = soi-même et *skopein* = regarder, observer.

[4] Je ne m'arrêterai pas ici sur les illusions de « *sortie du corps* » qui, bien que voisines de l'autoscopie, me paraissent en différer, de même que le fait je pense, « *l'hallucination du compagnon* ». Elles relèvent, à mon sens, d'une phénoménologie et, d'un support psychophysiologique (ou d'une psychogénie) propres.

de soi au miroir - devenue, là encore, un archétype culturel) qui reste, dans l'inquiétude de la présence d'une absence, une hallucination « externe ». Celui, et c'est là l'apport propre, ô combien contesté, dont SOLLIER affirmera l'existence chez les « vigilambules » de l'***autoscopie interne***.

Cette autoscopie interne, l'illustre neurologue, psychiatre et Académicien de médecine, JEAN LHERMITTE, en rayait d'un trait de plume la notion dans ses ouvrages de référence[5], en rappelant que, selon, PAUL SCHILDER[6], il devait s'agir d'une ereur d'interprétation. Lui n'y voyait qu'une fantaisie d'hystériques. Il n'y aura guère que G. COMAR et P. COURBON puis, plus récemment, A. POROT[7] pour en soutenir la réalité. Mais le problème peut être, de nos jours reconsidéré avec le résurgence de l'hypnose et la possibilité de faire passer le seuil à des sensations normalement infraliminaires. On peut évoquer ici que FREUD remarquait déjà, en particulier dans sa ***Métapsychologie***, une « endoperception » onirique qui supportait un « pouvoir diagnostic des rêves », grâce auquel les maladies organiques à leur début étaient ressenties bien plus tôt et plus nettement, éventuellement à quelques modifications de figurabilité près, qu'à l'état de veille. Confirmant la conviction de SOLLIER, le grand neuro-anatomiste A. BRODAL[8] a établi définitivement l'existence, longtemps soupçonnée, de fibres de transmission des influx viscéraux jusqu'aux

---

[5] Cf., en particulier ***Les Hallucinations*** (réédition chez L'Harmattan, en 2004, de son livre épuisé, d'abord paru chez Doin, en 1951).

[6] Le classique et incomparable auteur de ***L'image de notre corps*** qui, pour son compte, n'hésitait pas à écrire : « L'ensemble du corps est un fantôme »

[7] *Manuel alphabét.ique de Psychiatrie* Paris, P.U..F, 6° édition, 1984.

[8] ***Neurological anatomy***. London, Oxford University Press, 1969.

« centres » les plus élevés, où ils peuvent devenir conscients dans certaines conditions. J. Boddy rappelait, lui[9], l'importance de la « filtration sélective » et de la pluralité des « niveaux » de l'information. Il ne fait plus aucun doute maintenant qu'*il existe des projections viscérales sur le cortex orbito-frontal, cingulaire et insulaire* et il n'est plus possible, désormais, de faire fi des travaux expérimentaux de l'Ecole de K.M. BYKOV[10] sur la possibilité d'abaisser les seuils de la sensibilité de discrimination « intéroceptive » par divers procédés.

Nous avons donc de sérieux indices qui vont dans le sens, **au moins pour les représentations viscérales**, de la *possibilité* dans des circonstances données (états de conscience modifiés, conditionnements verbo-intéroceptifs etc.) d'une autoscopie interne. Il est d'ailleurs remarquable que SOLLIER pensait (comme le feront plus tard H. Hécaen et J. de Ajuriaguerra[11]) que **l'autoscopie externe était elle-même moins une véritable hallucination visuelle primitive, « spéculaire », que la « projection » ou « l'externalisation » d'un état pathologique fondamentalement « cénesthésique »** ; autrement dit, relevant de l'ensemble des *sensations responsables de l'impression globale d' existence.* Cependant, il paraît toujours difficile d'admettre, dans ce cadre, les assertions de SOLLIER dans leur totalité. A moins, comme ironisait LACAN, d'être de ceux qui - comme Gaétan GATIAN de CLERAMBAULT - auraient une « vision endoscopique » des frayages nerveux

---

[9] ***Brain system and psychological concepts***. New York, John Willey & sons, 1978

[10] ***L'écorce cérébrale et les organes internes***. Moscou, Ed. en langues étrangères,1956.

[11] ***Méconnaissances et hallucinations corporelles***. Paris, Masson, 1952.

« serpigineux » responsables du parasitisme de la pensée ! La seule autoscopie interne du cerveau qui soit de nos jours hors de doute, pourrait-on ajouter, est celle fournie par… l'imagerie fonctionnelle. Est-ce une raison pour jeter le bébé avec l'eau du bain ? Rien ne s'oppose, répétons-le, à ce que nous puissions concevoir le passage à un certain degré de conscience, plus ou moins directement représentatif, d'une information organique subliminaire. Mais l'encéphale est-il un viscère comme un autre ? Si les autres ont, eux, un cerveau pour recueillir leurs impressions et les transformer en perceptions, aperceptions et conceptualisations, est-ce le cas de l'organe central des sensations ?; peut-il produire - dans la coopération de ses étages et *loci* - non seulement la conscience phénoménale de Soi et du monde, liée à certains modes de leur fonctionnement mais, encore, celle des structures qui la sous-tendent ?… SOLLIER avait certes prévu cette interrogation et y répondait, par avance, que « le cerveau lui-même se comporte à cet égard comme tous les autres viscères : sa partie frontale - que j'ai appelé le cerveau psychique - ayant une connaissance des modifications qui se passent dans les centres des parties moyennes et postérieures, que j'ai appelé par contraste le cerveau organique ». Ceci n'est pas forcément convainquant[12]. Mais ça ne peut servir, pour autant,

[12] Il ne fait aucun doute que le cortex frontal intervient dans les mécanismes de l'activation, de l'intention, de la prévision, de la mémoire, du langage, des *synthèses perceptives,* motrices et catégorielles etc. Les connexions afférentes et efférentes sont extrêmement nombreuses entre le lobe frontal et les autres formations de l'encéphale. Mais cela - demandons-le une nouvelle fois - permet-il de concevoir, en quelque façon, ce « cerveau psychique » comme un *organe des sens* pour la « représentation » éventuelle des neurones responsables des activités

de raison pour ignorer les travaux d'un grand clinicien, respectable et respecté qui, en somme, ne faisait qu'appliquer - à partir de données d'époque - le principe d'un épistémologue contemporain affirmant, avec tout le sérieux qui convient à l'humour, qu'**il fallait savoir aller trop loin pour connaître les limites !**

JACQUES CHAZAUD
Membre de l'Académie des Sciences de New York

---

du « cerveau organique » ? Rien ne nous le permet dans l'état actuel de nos connaissances.

LES PHÉNOMÈNES D'AUTOSCOPIE

DÉFINITIONS

Nous n'avons normalement qu'une représentation très faible de nous-mêmes, soit que nous considérions nos attitudes, notre démarche, nos gestes, nos expressions de physionomie, c'est-à-dire notre personne extérieure, soit que nous considérions nos différents organes dans leurs modifications fonctionnelles, c'est-à-dire notre personne intérieure.

Lorsque nous nous représentons notre personne extérieurement, soit dans son ensemble, soit dans ses parties constituantes, à l'état de repos ou en mouvement, ce n'est que par le souvenir des images visuelles, soit directes pour les régions accessibles à notre vue, soit indirectes, au moyen de glaces, de photographies, de statues, etc. pour celles qui sont en dehors de notre champ visuel. Et même pour les premières, il nous est plus difficile de les imaginer, les yeux fermés, dans leur forme réelle, que de nous les représenter chez d'autres personnes. Un peintre peut beaucoup mieux faire de souvenir le portrait de quelqu'un que le sien propre.

Quant à notre personne intérieure, sa représentation est encore beaucoup plus vague. Elle correspond dans la conscience à une notion d'ensemble, formée par le souvenir de toutes nos impressions internes, cénesthésiques, qui sont loin d'atteindre le degré de netteté et de conscience de nos sensations externes. C'est un sentiment assez confus, même s'il est intense comme dans les cas où il y a de la douleur dans un organe, plutôt qu'une représentation précise, et si nous pouvons relativement nous rendre compte du siège de nos différentes fonctions, rien ne nous permet de nous en représenter les organes.

Or, il est des cas dans lesquels la représentation de notre personne extérieure est possible. Elle se projette alors au dehors de nous, sous forme d'une véritable hallucination, l'*hallucination deutéroscopique,* ou mieux *autoscopique*. Ces cas, pour rares qu'ils soient, sont bien connus aujourd'hui et aucune discussion n'existe à leur sujet. Malgré l'apparence visuelle du phénomène, il ne s'agit d'ailleurs pas d'une hallucination visuelle proprement dite, mais d'une hallucination purement cénesthésique, ainsi que nous l'établirons plus loin.

Plus rares, plus nouveaux, et par cela même plus contestés, et même niés par certains, sont les cas dans lesquels il y a représentation de tout ou partie de notre personne intérieure, où le sujet aperçoit nettement au dedans de lui certains de ses organes dans leur forme, leur situation, leur structure et leur fonctionnement. C'est exactement le même phénomène que le précédent, et d'ordre cénesthésique comme lui. La seule différence entre les deux est que dans l'un il y a objectivation et extériorisation de la sensation cénesthésique, tandis que dans l'autre il n'y a pas de projection au dehors.

Dans les deux cas, ce qui est fondamental en somme, c'est le fait de se représenter sa propre personne, soit extérieure, et par conséquent vue du dehors, soit intérieure, et par conséquent vue du dedans. On voit donc qu'il n'y a pas réellement d'hallucination dans le premier cas; il n'y a, comme dans le second, qu'une sensation cénesthésique à laquelle, par un mécanisme que nous examinerons ultérieurement, le sujet donne une forme pour se la représenter. En lui donnant ainsi une forme, le phénomène purement cénesthésique prend un caractère visuel en apparence. C'est ce caractère que le radical *scop* rend très justement, et le terme d'*hallucination autoscopique* serait parfaitement juste s'il s'agissait réellement d'un phénomène hallucinatoire.

Dans la représentation des organes internes, cet aspect hallucinatoire disparaissant, le premier auteur (Comar) qui les a décrits avait donné à ces phénomènes le nom de phénomènes d'*auto-représentation* pour bien marquer qu'il ne s'agissait que d'une représentation. Mais en réalité il ne s'agit pas plus d'une représentation que d'une hallucination, il s'agit d'une *sensation* cénesthésique qui donne au sujet la connaissance de sa forme, soit extérieure, soit intérieure, connaissance qui se traduit par une sorte de visualisation inhérente à la notion même de forme. Le terme d'*autoscopie* me paraît donc beaucoup plus juste dans les deux cas. Il a l'avantage d'être déjà appliqué à une partie des phénomènes que nous allons décrire et d'être ainsi plus familier. Il suffit en outre de lui accoler l'épithète *externe* ou *interne* pour avoir les deux variétés essentielles qu'on y rencontre : l'*autoscopie externe* correspondant aux hallucinations autoscopiques, c'est-à-dire à l'aperception de notre personne extérieure ; l'*autoscopie interne* s'appliquant à l'aperception de nos organes internes, c'est-à-dire de notre personne intérieure.

Nous allons les étudier successivement, examiner les conditions de leur production, leurs rapports réciproques, leur véritable nature, l'interprétation de leur mécanisme, les critiques qu'elles soulèvent et leurs conséquences au point de vue psychologique.

I

L'AUTOSCOPIE EXTERNE

Elle consiste dans le fait de se voir soi-même devant soi. L'historique de ce phénomène, qu'on ne peut pas qualifier absolument de pathologique, car il s'est montré d'une manière trop transitoire, trop accidentelle chez des individus, d'ailleurs non malades vraisemblablement, est très court. La plus ancienne mention qui en soit faite sans doute se trouve dans Aristote[1] qui parle d'un homme qui voyait sa propre image venir au-devant de lui quand il se promenait. Wigan[2] cite un homme intelligent qui avait le pouvoir d'évoquer sa propre image devant lui ; il riait en voyant son double qui riait toujours aussi. Il finit par entrer en discussion avec ce double qui réfutait parfois ses arguments. On retrouve là quelque chose d'analogue à certaines hallucinations psycho-motrices chez les aliénés.

1. Aristote, *Météor.*, lib. III, ch. IV.
2. Wigan, *New View of insanity*, p. 126 ; 1844.

Michéa [1] rapporte d'après Nider le cas d'un homme qui voyait constamment son double, même au lit.

Mais c'est Brierre de Boismont [2] qui donne à ce phénomène le nom de *deutéroscopie* que lui donnaient déjà les psychiatres allemands. Il le considère comme une variété d'illusion. Il rappelle que « dans les montagnes de l'Écosse et dans quelques contrées de l'Allemagne, on croit encore à la réalité d'une apparition merveilleuse qui est, dit-on, le présage d'une mort prochaine. On voit, hors de soi, un autre soi-même, une figure en tout semblable à la sienne, pour la taille, les traits, les gestes et l'habillement ».

Ce genre d'hallucination ne serait donc pas très rare, puisqu'il est assez connu du public pour donner naissance à une légende. Et de fait certains hommes célèbres y ont été sujets. Gœthe [3] rapporte qu'après une séparation qui l'avait beaucoup attristé, il vit, « non avec les yeux de la chair, mais avec ceux de l'intelligence, un cavalier qui s'avançait sur le même chemin que lui ; c'était lui-même ; il était vêtu d'un habit gris bordé d'un galon d'or, comme il n'en avait jamais porté ». Il se secoua pour chasser cette hallucination qui disparut.

1. Michéa, *Délire des sensations*, p. 137 ; 1846.
2. Brierre de Boismont, *Des hallucinations*, p. 55 et 408.
3. Gœthe, *Œuvres complètes*, t. XXVI, p. 83.

Remarquons la justesse de la distinction que Gœthe fait des yeux de la chair et de ceux de l'intelligence, qui prouve bien qu'il a saisi la vraie différence entre le phénomène autoscopique et l'hallucination visuelle commune. L'impression du sujet est toute différente dans les deux cas.

Shelley voyait aussi sa propre personne qui parfois lui adressait la parole. Mais le poète qui a présenté l'autoscopie externe la plus nette est certainement Musset qui l'a parfaitement décrite dans la *Nuit de décembre* et qui a dû l'éprouver dans les circonstances les plus émouvantes de sa vie quand il dit :

Du temps que j'étais écolier,
Je restais un soir à veiller
Dans notre salle solitaire.
Devant ma table vint s'asseoir
Un pauvre enfant vêtu de noir,
Qui me ressemblait comme un frère.

Son visage était triste et beau :
A la lueur de mon flambeau,
Dans mon livre ouvert il vint lire.
Il pencha son front sur sa main,
Et resta jusqu'au lendemain,
Pensif, avec un doux sourire.

Ce personnage lui apparaît dans les diverses phases de son existence mouvementée :

Je m'en suis si bien souvenu,
Que je l'ai toujours reconnu
A tous les instants de ma vie.
C'est une étrange vision ;
Et cependant, ange ou démon,
J'ai vu partout cette ombre amie.
. . . .
Partout où j'ai voulu dormir,
Partout où j'ai voulu mourir,
Partout où j'ai touché la terre,
Sur ma route est venu s'asseoir
Un malheureux vêtu de noir
Qui me ressemblait comme un frère.
. . . .

Et le poète se demande :

Qui donc es-tu, qui donc es-tu, mon frère.
Qui n'apparais qu'au jour des pleurs?

Un de nos plus illustres romanciers contemporains, Guy de Maupassant, y a été sujet aussi, sous deux formes que nous aurons l'occasion de distinguer, la forme positive et la forme négative. Un de ses amis intimes m'a rapporté qu'en 1889, c'est-à-dire au moment où il entrait dans la paralysie générale, il avait eu cette hallucination d'une façon très nette un après-midi et la lui avait racontée le soir même.

Étant à sa table de travail dans son cabinet, où son domestique avait ordre de ne jamais entrer pendant qu'il écrivait, il lui sembla entendre sa porte s'ouvrir. Il se retourna et ne fut pas peu surpris de voir entrer sa propre personne qui vint s'asseoir en face de lui, la tête dans la main, et se mit à dicter tout ce qu'il écrivait. Quand il eut fini et se leva, l'hallucination disparut. Du reste, le *Horla* de cet auteur n'est que l'ébauche de l'hallucination cénesthésique que nous décrivons ici. G. de Maupassant raconte, en effet, qu'il le sentait près de lui sans cesse, qu'il pénétrait en lui-même, mais il ne le distinguait pas, ne le voyait pas. Dans ce cas, il a eu la vraie hallucination autoscopique, ce qui montre bien ses rapports avec les autres cas où il n'y a que sensation cénesthésique.

Malheureusement, comme dans la plupart des cas, il est impossible de savoir quels ont été les troubles physiques, de sensibilité générale ou autres, qui ont accompagné le phénomène.

Lasègue[1] l'a rencontré chez un alcoolique subaigu.

C'est Féré qui, dès 1891[2], a proposé le nom d'*hallucination autoscopique* ou *spéculaire*. Il fait observer que ce nom vaut mieux que celui de deutéroscopie que lui donnait Brierre de Boismont, et l'épithète plus extensive d'autoscopie est préfé-

1. Lasègue, *Études médicales*, t. II, p. 150.
2. Féré, Note sur les hallucinations autoscopiques ou spéculaires et sur les hallucinations altruistes. *C. R. Société de Biol.*, p. 451.

rable elle-même à spéculaire, car si, souvent, le sujet se voit comme dans un miroir, quelquefois aussi il peut se voir avec des *attributs* autres que ceux du moment actuel.

Il rapporte le cas d'un médecin diabétique et atteint d'un cancer de la vessie auquel il succomba. « Plusieurs mois avant sa mort, lorsqu'il marchait déjà avec peine et avait des hématuries abondantes, il se trouvait dans le corridor d'une maison où il entrait pour la première fois, lorsqu'il s'arrêta brusquement à la vue de son image qu'il croyait reflétée dans une glace. Depuis, la même hallucination s'est reproduite souvent, en général vers le soir, dans sa propre maison. Elle n'a plus reparu à partir du moment où il a pris définitivement le lit. Dans toutes les circonstances, la vision reproduisait l'attitude et les gestes. »

C'est là l'hallucination spéculaire proprement dite.

En 1893, Roubinovitch[1] cite le cas d'une femme qui se vit tout à coup comme dans un miroir à trois volets.

Malgré ces cas divers, le phénomène de l'autoscopie externe ne fait l'objet d'aucun travail complet, les observations mêmes en sont assez sommaires, et elles sont d'ailleurs assez rares pour que la *Society for psychical researches* n'en

1. Roubinovitch, *Ann. méd.-psych.*, t. XVII, p. 105.

ait enregistré que sept cas dans son enquête sur les hallucinations.

En 1898, Féré [1] revient sur cette question avec une observation des plus intéressantes, que je crois utile de rapporter presque intégralement ici, car le numéro du journal où elle a été publiée est pour ainsi dire introuvable.

O..., 22 ans, fils d'épileptique, petit, infantile. Convulsions de l'enfance. Arriéré intellectuel, attaque convulsive à la suite d'ivresse. Depuis lors, crises de pleurs, d'étouffement, insomnies, cauchemars, qui lui laissent de l'angoisse au réveil. Grande fatigue le matin pour se lever, sorte d'état d'inconscience dont il ne sortait qu'après un certain temps d'exercices. Maladroit pour tout ce qui n'était pas son service habituel.

Six mois après, vive frayeur. A la suite, nuits troublées par des réveils brusques, provoqués par des visions amplifiées de la scène de la veille. S'endort à 3 heures, et réveillé le matin, il sent ses paupières se relever difficilement surtout à droite, et tout le côté droit engourdi et froid, lourd comme du plomb, difficile à remuer. Mêmes troubles de motilité et de sensibilité à gauche, mais moindres. En se frottant et s'excitant, l'engourdissement disparut et le mouvement revint. Il se frotta les yeux et fut alors frappé de voir en face de lui un garçon qui lui ressemblait autant que possible, trait pour trait, mais vêtu d'un costume de mousquetaire. Puis tout disparut.

Mais tous les matins les mêmes phénomènes se reproduisaient; la vision ne se reproduisait que s'il se

1. Féré, Hallucinations autoscopiques périodiques, *Journ. méd. de Bruxelles*, n° 9.

frottait les yeux. Malgré du bromure qu'il prit pour dormir les mêmes troubles continuèrent.

Hémianesthésie sensitivo-sensorielle droite. Point douloureux des 8e et 9e vertèbres dorsales. Diminution de la motilité volontaire à droite. Sens stéréognostique diminué. Appétit mauvais ; repas suivis de congestion céphalique.

Persistance malgré le traitement pendant plusieurs semaines. L'hallucination matinale pouvait être provoquée par la compression d'un seul œil, quel qu'il fût, et elle paraissait vue aussi distinctement des deux. Si pendant qu'on exerçait sur un œil ou sur les deux une pression antéro-postérieure, capable de provoquer l'hallucination, ou si on déviait l'axe d'un œil par une pression latérale, on provoquait un dédoublement de l'image. L'image était à environ 4 à 5 mètres. Les objets qui passaient plus loin n'en troublaient pas la vue ; ceux qui passaient près l'interrompaient.

A l'âge de 14 à 15 ans il avait lu un grand nombre de romans de cape et d'épée, et plusieurs scènes de mousquetaires, où il se donnait un rôle, avaient pris place dans ses rêves. Il reconnaissait dans le costume figurant dans l'hallucination un costume qui avait longtemps figuré dans ses visions nocturnes.

Quand il reprit du poids, six semaines après, et que les troubles commencèrent à s'atténuer, l'hallucination disparut en 5 à 6 jours. L'engourdissement et la paresse des membres, la lourdeur des paupières diminuèrent graduellement. Pendant quatre mois et demi qu'il fut suivi après, les stigmates persistèrent, mais le sommeil était à peu près normal.

Les liens de coïncidence entre les phénomènes hallucinatoires et la paralysie matinale étaient donc évidents ; le rôle provocateur de la compression des globes oculaires n'est pas non plus douteux.

Malgré ces dernières remarques, Féré dit au début de son article qu'on ne peut relier le phénomène à un état somatique correspondant. Le fait que l'hallucination se montrait le matin pendant la période où O... était engourdi et parésié du côté droit, ce qui indique un trouble profond de la sensibilité, et qu'en outre elle cessa de se montrer quand les troubles paralytiques disparurent et que le sommeil redevint plus normal, sont cependant une preuve du rapport existant entre elle et les troubles somatiques. M. Féré ne donne d'ailleurs aucune interprétation de la nature du phénomène.

M. Lemaître[1] en a rapporté trois nouveaux cas, dont un d'hallucination négative. Ils sont malheureusement très complexes, et accompagnés d'autres hallucinations, d'extases, etc., de sorte qu'ils ne peuvent, si intéressants soient-ils, nous donner des éléments pour comprendre le mécanisme de l'autoscopie externe.

Avant lui et après Féré, j'ai observé un assez grand nombre de cas — douze — que j'ai communiqués[2] à la *Société de psychologie*. Ils repré-

1. Lemaître (de Genève), Hallucinations autoscopiques et automatismes divers chez des écoliers, *Archives de Psychologie*, t. I, n° 4, p. 357.

2. Paul Sollier, Les hallucinations autoscopiques, *Bulletin de l'Institut général psychologique*, 1902, n° 1.

sentent presque tous les degrés et les différentes variétés du phénomène. Les conditions dans lesquelles je me suis trouvé pour les constater m'ont permis dans certains cas d'établir leur mode de production, et leurs rapports avec les troubles de la sensibilité, en particulier l'anesthésie.

I. — Dans le premier cas, il s'agit d'une jeune fille de vingt-trois ans, Gabrielle L..., qui, après avoir été prise à dix-huit ans de l'obsession de se trouver trop grosse, présenta par la suite des idées de persécution, puis de la confusion des idées avec hallucinations de tous les sens. L'état aigu disparu, il persista des hallucinations auditives : c'étaient plusieurs voix qui disaient ensemble du mal d'elle, d'une façon confuse et peu distincte, — des hallucinations verbales psycho-motrices qu'elle éprouvait soit dans la tête, soit dans la poitrine, et qu'elle appelait elle-même l'écho de sa pensée, car elles disaient en même temps qu'elle tout ce qu'elle pensait, — des interprétations erronées, se figurant qu'on l'observait, qu'on la critiquait dans la rue, qu'on la trouvait bizarre. Elle aurait eu, paraît-il, au moment de sa crise hallucinatoire aiguë, des troubles de la sensibilité générale de caractère hystérique. Mais pendant tout le temps que je l'observai moi-même, elle n'en présenta aucun. Elle se rendait d'ailleurs parfaitement compte de ses troubles, dont elle demandait elle-même à se guérir, et qui, de fait, disparurent l'un après l'autre. Dans la dernière phase de sa convalescence, alors que toutes les hallucinations avaient disparu, elle éprouva deux fois le phénomène de l'hallucination autoscopique, qu'elle ne connaissait pas et qui l'impressionna assez fortement. Elle se promenait tranquillement dans Paris, quand tout à coup sa propre image se dressa devant elle, à 2 ou 3 mètres environ, identique comme costume à elle-même. C'était la véritable hallucination spéculaire. Elle dura quelques instants et disparut. Peu de temps après, se réveillant au milieu de la nuit, elle aperçut auprès de son lit la silhouette d'une femme qu'elle ne reconnut pas et crut être sa garde-malade. En se réveillant mieux pour s'en rendre compte, la vision disparut.

Que s'est-il produit au moment de la première hallucination ? Il m'a été impossible de l'établir. Quant à la seconde, les conditions de son apparition au moment du réveil, et de sa disparition dès que le réveil est complet, sont à rapprocher du cas de Féré, où l'hallucination autoscopique périodique se produisait au début du réveil matinal.

Cette jeune fille n'avait jamais eu d'hallucinations visuelles, lesquelles, d'ailleurs, ne se rencontrent jamais dans les formes délirantes de persécution. Comme dans presque tous les cas signalés, le phénomène ne s'est produit qu'une seule fois complet, et la seconde fois très atténué.

II. — Dans le second cas, il s'agit d'une grande hystérique, Marie T..., avec troubles multiples de la sensibilité, tant générale que sensorielle et viscérale, avec variations fréquentes et profondes de la personnalité. A la nuit tombante, jamais dans le jour, elle apercevait à 3 mètres environ devant elle un fantôme qui lui ressemblait, mais en plus petit et habillé comme elle. Cela l'effrayait ; elle s'arrêtait, et, si elle était seule, cela durait quelquefois pendant une heure. Alors le fantôme tournait sur la droite, toujours, en gardant sa distance et disparaissait derrière elle. « C'est, dit-elle, comme une ombre qui tourne avec le soleil. » Cela la gênait, l'empêchait de respirer. Le fantôme autoscopique disparaissait dès qu'il y avait de la lumière. « S'il n'y en avait pas, dit-elle, je partais dans le domaine des rêves. » En effet, dès qu'elle est dans l'obscurité pendant quelque temps, elle s'anesthésie totalement et se contracture en changeant de personnalité, comme je l'ai constaté maintes fois.

Ici le phénomène est plus complexe. La vision est en mouvement et il se produit des troubles de sensibilité générale et de personnalité qui peuvent être très marqués. C'est encore au moment où les impressions deviennent moins vives, à la nuit tombante, alors que sous cette influence le sujet s'engourdit et s'anesthésie plus profondément, que l'hallucination survient. Elle coïncide donc encore avec un état d'amoindrissement de la conscience personnelle, comme dans le cas de réveil incomplet ; c'est le même état crépusculaire de la conscience qui le favorise, si même il ne le produit pas.

Dans les quatre cas suivants, l'hallucination se produisait dans des conditions analogues, et d'une façon qui montre que cette variété d'hallucination n'est pas rattachable aux hallucinations visuelles proprement dites, mais bien à des hallucinations cénesthésiques, et n'est qu'une forme de dédoublement de la personnalité.

III. — Dans l'un, il s'agit encore d'une jeune fille hystérique de vingt-six ans, Marguerite L..., avec manifestations surtout viscérales (anorexie, vomissements, crises d'étouffements) et troubles de la personnalité et du caractère. Elle a l'hallucination autoscopique non visuelle, si je puis ainsi dire, quoique ces deux épithètes semblent jurer de se trouver ensemble, dans deux cas : ou pendant la nuit quand elle se réveille, ou le jour quand elle a une grande émotion qui lui fait perdre sa sensibilité complètement, la plonge dans un état de conscience très vague, dont elle ne sort guère que par une crise.

Elle décrit elle-même le phénomène de la façon suivante :

« Je me vois quelquefois — ceci dans le cas d'émotion seulement, — mais je me *sens* surtout. Je sens que l'on tire une personne de moi, comme si on allongeait mes membres pour en former d'autres. La dernière fois que cela m'est arrivé, quand mon père est revenu de Paris, la sensation était si forte que j'en ai plaisanté en disant : « Je suis dans la situation du père Adam, quand on sortait sa femme de sa côte. » La personne est absolument semblable à moi et c'est *moi* qui ne me reconnais pas dans une glace. Elle parle tout à fait comme moi, mais est toujours d'une opinion contraire, et je l'entends dans la tête. Elle a toujours chaud, et la nuit j'ai la sensation qu'elle me découvre pour se couvrir. C'est au lit, au sortir du sommeil, que cela m'est arrivé les dernières fois. Je ne vois pas très longtemps cette deuxième personne, quand je la vois, mais je la sens surtout dans ma tête, m'empêchant de parler pour dire le contraire de ce que je pense. Cela persiste des journées entières et m'exaspère quand je suis obligée de parler avec quelqu'un. Cela me laisse la tête en bois pour longtemps. »

Dans ce cas, l'hallucination autoscopique proprement dite est combinée avec l'hallucination purement cénesthésique et le dédoublement du moi. Les trois phénomènes se suppléent et s'associent, montrant ainsi leur identité de nature.

IV. — Dans un autre cas, il s'agissait d'une jeune femme de vingt-huit ans, atteinte d'hystérie viscérale avec interprétations hypocondriaques, troubles de la sensibilité musculaire et cénesthésiques, que je réveillai de son engourdissement cérébral par mon procédé mécanique[1] combiné à l'hypnose. Au cours de la restauration de sa cénesthésie et de sa personnalité, elle fut prise plus d'une fois la nuit de phénomènes analogues aux précédents : « Toute la nuit, me dit-elle, je me suis sentie comme deux ; c'est comme si j'assistais à mon sommeil, comme si je me voyais dormir et je ne me reconnaissais pas. Ce matin, je ne pouvais arriver à me réveiller. Je me suis levée ; quand je me suis remise sur le lit, il m'a semblé que la personne que j'étais autrefois m'apparaissait et se moquait de moi. Je lui répondais que cette personne était morte, qu'elle n'existait plus. Et c'est la vérité que je suis morte depuis que je suis tombée malade. »

« L'autre personne se moquait de moi et je ne pouvais me figurer que c'était la même qu'aujourd'hui que je sentais morte. Je ne savais plus ce que c'était que cette ancienne personne. Puis je brûlais de partout,

1. *Genèse et nature de l'hystérie*, t. I ; Paris, F. Alcan, 1897. — *L'hystérie et son traitement* ; Paris, F. Alcan, 1901.

surtout de l'estomac, de la tête, de toute la poitrine ; mon cœur faisait des bonds que je sentais péniblement. Mes jambes surtout me semblaient s'allonger indéfiniment. Puis j'ai repassé toute ma vie pendant les deux années qui ont précédé ma maladie. J'ai revu tout, aussi nettement que possible, les bons et les mauvais jours. Je revoyais jusqu'à mes toilettes. Vous ne pouvez pas vous figurer combien c'est pénible de ne pas se reconnaître et de lutter ainsi contre une autre personne en soi. »

Ici l'antagonisme des deux personnes, le sujet et son double, la différence constatée par le sujet entre lui et ce double, proviennent de la régression de la personnalité qui rejette le sujet à la période antérieure à sa maladie et le fait ainsi se représenter ce qu'il était alors, bien portant, en le comparant à ce qu'il est aujourd'hui, malade et en effet méconnaissable.

Elle eut d'ailleurs plus tard l'hallucination autoscopique à forme spéculaire. Réveillée de son état hystérique par ma méthode habituelle, elle était arrivée un jour à l'état presque normal ; et, en effet, elle l'atteignit à la séance suivante de réveil cérébral. A la suite de cette séance, elle éprouva le soir même l'impression de se voir devant elle comme si elle se regardait dans une glace, et instinctivement elle aurait reculé si elle ne s'était raisonnée. Cela dura presque toute la soirée.

V. — Dans le troisième cas de cette série, il s'agit d'un homme de quarante ans, hystérique à forme hypocondriaque, ayant surtout des troubles cénesthésiques et de la sensibilité musculaire, avec sensation de fatigue assez douloureuse parfois dans les membres inférieurs et accès d'oppression respiratoire. Fréquemment la nuit, il se réveille avec un peu d'angoisse et il lui semble sentir un autre homme, exactement semblable à lui-même, couché sur lui et l'oppressant, ou allongé à côté de lui, et le découvrant sans cesse. Il le sent plutôt qu'il ne le voit. Pour mieux dire, il se le *représente* identique à lui-même et il lui attribue souvent les douleurs qu'il ressent dans la tête ou dans les jambes. Il se rend d'ailleurs parfaitement compte que cela n'est pas réel et qu'il s'agit d'un trouble nerveux. Ce phénomène ne se produit que la nuit.

VI. — Le dernier cas se rapproche beaucoup de celui-ci. Le sujet, grande hystérique de vingt-cinq ans, Claudine B..., avec manifestations viscérales prédominantes, sujette à des hallucinations du souvenir, à des variations de la personnalité, se voyait la nuit couchée à côté d'elle-même. Il lui semblait qu'elle-même était en bois, en pierre et son double se moquait d'elle, l'injuriait, lui reprochait d'être malade. Or, elle était anesthésique totale, mais d'une façon extrêmement marquée aux viscères, et elle prétendait toujours qu'elle n'avait pas de cœur au propre et au figuré, n'aimait personne, était comme si elle avait été morte ou en pierre. L'anesthésie morale était en effet très accentuée.

Dans ces quatre cas, le phénomène est avant tout cénesthésique. Le sujet *sent* près de lui une personne identique à lui, et peut s'en tenir là. Il la reconnaît en quelque sorte comme on reconnaîtrait un objet dans l'obscurité en le touchant. Quelquefois cependant, il amplifie cette sensation cénesthésique par une espèce de visualisation, de même encore que certaines personnes douées d'une imagination visuelle assez vive se représentent visuellement les objets qu'on leur décrit ou qu'ils touchent sans les voir. J'insiste sur ces phénomènes simples parce qu'ils nous permettront plus tard de comprendre plus facilement et d'interpréter l'autoscopie interne.

VII. — L'analogie de l'hallucination autoscopique avec le dédoublement de la personnalité se manifeste bien dans le cas suivant. C'est une jeune fille de dix-sept ans, hystérique, Dinah M..., avec troubles variables de la sensibilité générale, extases et variations de la personnalité. Aussi loin qu'elle se souvienne, elle a toujours senti deux *moi* en elle. Ils causent au creux épigastrique. L'un plaide pour, l'autre contre, et elle assiste à leurs débats. De plus, dès l'âge de dix ans, elle a vu en rêve un personnage vêtu de noir avec des yeux splendides qui la fascinaient. Elle se sentait complètement subjuguée par lui, mais n'y attachait aucune idée. Depuis six mois au contraire qu'elle a des crises extatiques ou spasmodiques, elle l'a revu et le sentiment a changé. Sous diverses influences elle a pris le mariage et l'amour en horreur, parce qu'elle craint surtout de n'être pas heureuse. Quand elle fait des réflexions à ce sujet, le personnage lui apparaît : il est en pleine communauté d'idées avec elle ; il lui dit des paroles d'amour délicieuses et qu'elle n'a jamais entendues ; elle lui répond sur le même mode ; elle voit ses yeux qui la fascinent ; elle en a peur et contentement en même temps ; il l'attire invinciblement ; elle le sent l'envelopper tout entière ; elle sent son contact. Il lui parle et elle l'entend par l'oreille. Elle est alors dans un état de rêverie et même de sommeil ; elle sait que cela cesserait si elle se réveillait, mais elle ne peut ouvrir les yeux.

Examinée à ce moment, j'ai constaté qu'elle était anesthésique de partout. Elle sait cependant qu'on lui fait quelque chose si on la touche ou la pique, mais elle ne sait pas quoi. Elle fait des mouvements, elle sait qu'elle les fait et en même temps elle dit être convaincue qu'elle ne les fait pas. Il lui semble que son corps flotte dans l'espace et est très léger, sa tête lui paraît vide; elle n'a plus la notion du temps et est très heureuse. Elle devient insensible moralement à tout le monde extérieur. Elle m'explique qu'il y a quatre personnes en elle : d'abord les deux voix qui discutent contradictoirement en elle ; la troisième qui assiste à leur débat, c'est elle-même, et enfin le personnage extériorisé, objectivé, qui lui est à la fois étranger et qui est cependant elle-même aussi, car il est moralement identique à elle.

Il y a donc dédoublement sous tous les rapports : dédoublement de la personnalité sensible : elle sent et croit qu'elle ne sent pas ; — dédoublement de la personnalité intellectuelle : deux voix épigastriques contradictoires ; — dédoublement de la personnalité morale : elle-même et le personnage objectivé, extériorisé, qui ne lui ressemble pas physiquement, mais qu'elle sait être elle-même et qui est identique à elle comme sentiment.

L'hallucination, quoique ne représentant pas physiquement le sujet, peut donc être encore dite autoscopique, je crois, puisqu'il y a représentation du sujet au point de vue moral. Ce cas montre bien les rapports de l'hallucination autoscopique avec le dédoublement de la personnalité, et son origine cénesthésique et non visuelle.

Il est assez remarquable de retrouver dans ce fait, comme dans quelques autres d'ailleurs, le « jeune homme vêtu de noir » de la *Nuit de décembre* de Musset que je rappelais plus haut.

VIII. — La huitième observation n'est autre que celle de Guy de Maupassant que j'ai citée précédemment.

IX. — Le neuvième cas est des plus intéressants et caractéristiques, car j'ai pu le suivre pendant plusieurs jours, à tout moment, et j'ai vu se produire sous mes yeux et disparaître le phénomène autoscopique.

Il s'agit d'une jeune femme de vingt-huit ans, morphinomane à hautes doses. Au moment du sevrage de la morphine elle présenta, comme cela arrive assez souvent, des phénomènes d'hystérie dont elle avait eu du reste depuis de longues années des manifestations méconnues. Dans l'espèce, ces accidents consistèrent en crises de contracture généralisée avec perte de conscience, anesthésie généralisée, sans modification du pouls. Quand la contracture cesse sous l'influence des mouvements passifs elle passe par une phase cataleptique. Quand elle sort de ces crises elle a la tête serrée, avec des picotements au bout des doigts. Elle a alors de l'automatisme très marqué : si on lui dit un mot, une phrase qui la frappent, elle en est obsédée et se les répète presque indéfiniment. Elle est anesthésiée de tout le corps.

Le lendemain, dans la nuit, elle paraît s'assoupir, mais en réalité elle est dans un état légèrement cataleptique, comme on peut s'en assurer quand on modifie la position de ses membres. Tout à coup elle se plaint et fait le geste de repousser quelqu'un. Elle raconte alors qu'elle a à côté d'elle une personne qui est tout à fait elle, qui est couchée comme elle, et qu'il faut qu'elle se recule pour lui faire de la place. « C'est ennuyeux, dit-elle, d'être double comme cela. » Cette personne est plus petite qu'elle et plus jeune. Elle ne lui voit pas les pieds, cachés du reste par sa robe bleue qui se termine par une sorte de tortillon. Elle ne peut rien faire si cette personne ne le fait pas d'abord, et le matin elle me raconte qu'elle n'a pas pu dormir parce que l'autre devait dormir la première et ne voulait pas.

Dans la matinée elle paraît s'absorber un moment, le regard devient fixe, elle ferme les yeux, et se met de nouveau à faire le geste d'écarter quelque chose, en disant : « Je ne veux pas qu'elle revienne ; sa robe est trop longue, elle me fait froid ; on devrait bien lui donner une douche pour la réchauffer. »

En lui soufflant sur les yeux et l'interpellant un peu fortement, elle se secoue, reprend conscience de ce qui se passe autour d'elle, mais garde l'impression de son double qu'elle voit, et sent toujours près d'elle. Elle me dit aussitôt : « Elle est assommante, elle est toujours là ; il fallait qu'elle passe la première pour tout, pour dormir, pour remuer. C'est pour cela que je n'ai pas pu dormir. Il fallait que j'attende. Je ne suis pas jolie si elle me ressemble. » Elle a la tête lourde, elle sent la tête de l'autre tout près d'elle quelquefois, mais elle la voit surtout devant elle, qui tombe sur elle ; elle la sent très légère ; c'est surtout sa robe qui lui fait froid. Au bout de quelques minutes qu'elle me cause ainsi, les yeux ouverts et paraissant éveillée, j'ai l'idée, constatant qu'elle est toujours insensible, de lui souffler dans les yeux en lui disant énergiquement de se réveiller. Elle sursaute, me regarde et paraît me voir seulement alors : « Tiens, bonjour, vous étiez là ? » me dit-elle. Elle sent beaucoup moins son double. J'insiste alors, lui ferme les yeux et souffle de nouveau dessus en lui ordonnant de se réveiller. Elle s'étire les membres et le tronc, bâille, et a le regard beaucoup plus clair. Elle se figure encore que c'est seulement à l'instant même que je viens d'arriver et qu'elle me voit pour la première fois. Elle voit encore son double, mais elle ne voit ni ses bras, ni ses pieds. Or je constate qu'elle commence à recouvrer la sensibilité des bras et des jambes et qu'elle sent maintenant quand on la pince. Mais le tronc et la tête sont encore anesthésiés.

Je refais encore une fois la même expérience en lui mettant la main sur les yeux et lui ordonnant de se réveiller. Mêmes réactions de réveil, après quoi la sensibilité des bras et des jambes est beaucoup plus vive, sauf aux mains et aux pieds où le sens musculaire n'est pas revenu. Elle se rappelle parfaitement ses hallucinations de la nuit.

Dans la journée l'hallucination persiste, mais assez effacée. La nuit suivante elle l'a de nouveau avec intensité. Le lendemain matin à la suite d'une crise de contracture je la fais se réveiller, c'est-à-dire recouvrer davantage sa sensibilité. Celle-ci reparaît aux membres et à la plus grande partie du tronc. Il ne reste que la partie supérieure de la poitrine et la tête qui sont insensibles. Or, elle ne voit presque plus son double, qui est à l'état vaporeux et plane loin au-dessus d'elle.

Dans l'après-midi l'anesthésie reparaît aux jambes et aux avant-bras. Elle y a reperdu le sens musculaire et il y a tendance à la catalepsie, car en marchant elle reste le pied en l'air sans s'en rendre compte. Par contre la sensibilité du tronc s'est étendue et a envahi tout le cou. On la change de chambre et à partir de ce moment elle cesse de voir son double. Le soir, la sensibilité est reparue aux jambes et aux avant-bras, et dans la nuit le double ne revient pas.

Le lendemain elle a même de la peine à s'en souvenir et à se le représenter. La sensibilité est revenue presque partout. Elle a encore une crise de contracture le matin, au sortir de laquelle elle est beaucoup plus éveillée et beaucoup plus sensible de partout. Le surlendemain, la sensibilité est revenue complètement, même à la tête, et depuis lors l'hallucination ne s'est jamais reproduite. La malade m'expliqua alors que la robe bleue qu'elle lui voyait était une robe qu'elle avait portée étant jeune fille, vers l'âge de quinze ans, et que son double était coiffé aussi comme elle l'était alors avec des barrettes d'or dans les cheveux. Il y avait donc eu dans l'hallucination autoscopique régression de sa personnalité, comme je l'ai signalée chez les hystériques qui perdent ou qui recouvrent leur cénesthésie.

Les rapports des troubles cénesthésiques et de l'hallucination autoscopique chez ce sujet sont nettement mis en évidence, car elle n'a disparu que du jour où la sensibilité thoracique est revenue, liée elle-même à la sensibilité viscérale, qui est pour nous la source la plus abondante des impressions cénesthésiques et la base de notre sentiment de personnalité physique. Le retour ou l'absence de la sensibilité des membres ne paraissaient en effet avoir aucune influence. Ce n'est que le retour de la sensibilité thoracique qui a fait disparaître l'hallucination.

J'en eus du reste la contre-épreuve ultérieurement. Sous l'influence d'une crise d'élimination morphinique, quelque temps après, cette malade eut de nouveau quelques petites crises avec bâillements, sensation de refroidissement intérieur, sensations de constriction et de picotements d'aiguille au cerveau, légère anesthésie et analgésie surtout du tronc et des extrémités des membres. Dans ces moments-là elle peut alors très bien se représenter son hallucination d'autrefois, mais cependant les troubles sont trop faibles pour que le phénomène autoscopique se reproduise.

La malade ne revit d'ailleurs jamais son double sous cette forme correspondant à sa personnalité antérieure. Mais il lui arriva plusieurs fois par la suite, à quelques mois de là, d'avoir l'hallucination spéculaire proprement dite, et de se voir, dans le costume même qu'elle portait ce jour-là, au moment où elle ouvrait la porte de sa chambre, ou tournait brusquement dans un corridor. Elle en conçut même une certaine appréhension pendant quelque temps, l'impression de se voir ainsi soi-même dans une chambre qu'on s'attend à trouver vide étant particulièrement désagréable et quelque peu angoissante.

X. — Voici enfin un dernier cas dans lequel il y a eu à la fois autoscopie externe et interne.

Il s'agit d'une jeune fille de vingt-deux ans, Jeanne S..., grande hystérique, que j'ai guérie par mon procédé de réveil cérébral par mécanothérapie et excitations sensitivo-sensorielles et viscérales. Je ne rapporterai pour le moment que ce qui a trait à son autoscopie externe, me réservant de donner en détail son observation d'autoscopie interne plus loin. Je ne veux ici que faire remarquer la coexistence des deux formes d'autoscopie pour bien mettre en évidence leur identité de nature, et montrer par là la contradiction singulière de ceux qui admettent l'autoscopie externe et nient l'interne, sans voir que c'est absolument le même phénomène et que la différence entre les deux porte simplement sur les parties du corps aperçues par le sujet.

Chez cette jeune fille les phénomènes d'autoscopie interne s'étaient montrés déjà d'une façon extrêmement nette au cours de son réveil cérébral, et celui-ci était arrivé presque à la fin lorsqu'elle eut de l'autoscopie externe dans les circonstances suivantes.

Un soir qu'elle était assise près d'une table où il y avait une petite lampe, ne faisant rien, et rêvassant, elle se vit tout à coup comme dans une glace — c'est elle-même qui me l'expliqua ainsi. — Elle avait mêmes vêtements, mêmes mains et même figure. Mais ce qui l'effraya surtout, c'était de voir ses yeux qui la regardaient effarés. Elle se voyait respirer et vivre à l'unisson avec elle-même. C'est l'hallucination spéculaire parfaite. Elle ne proféra aucune parole. Elle ne sait plus ce qu'elle a ressenti alors. « Je ne sais ce que je sentais, dit-elle, c'est comme si c'était moi qui avais été en face. » Comme je le faisais remarquer plus haut, c'est encore ici le vrai *moi* qui paraît être en dehors. Et pensant à ces yeux qui avaient l'air effaré, elle me fit la réflexion que les siens devaient avoir cette même expression dans le même moment, car elle était très effrayée. Cela dura une heure environ ; puis tout devint noir et elle se retrouva dans son fauteuil courbaturée et toute tremblante.

XI. — A un moindre degré encore j'ai observé en quelque sorte l'ébauche du phénomène sous la forme suivante, chez une jeune femme névropathe et très intelligente. Elle eut un jour, au moment d'entrer dans un grenier, l'impression violente que si elle y entrait elle s'y verrait. Cette impression l'émotionna tellement qu'elle appela à son secours une de ses parentes auprès de laquelle elle se réfugia et que jamais plus elle n'osa rentrer dans ce grenier. Depuis lors elle eut toute une série de phobies, de toutes sortes, qui se dissipèrent au bout de plusieurs années seulement, en la laissant encore très névropathe et impressionnable. Jamais d'ailleurs cette appréhension ne se reproduisit, ni aucune espèce d'hallucination.

Autoscopie négative. — Enfin il n'est pas jusqu'à la forme négative que ne puisse recouvrer l'autoscopie externe. De même qu'on peut avoir l'autoscopie positive, telle que nous venons de la voir à différents degrés, consistant à se voir comme dans une glace, ou à voir un fantôme qu'on sent identique à soi-même, et tellement identique même qu'on le considère comme sa propre personne, tandis que notre corps réel ne représente plus notre vrai moi, on peut, en se regardant dans une glace, ne pas s'y voir.

XII. — Cette hallucination, Guy de Maupassant — c'est là une particularité assez curieuse de la retrouver chez lui après ce que j'ai rapporté plus haut — l'a eue aussi et l'a décrite dans le *Horla*. La coexistence chez lui de l'hallucination autoscopique spéculaire, de l'hallucination cénesthésique simple et de celle-ci, tend à montrer le rapport entre ces trois variétés d'hallucinations.

J'en ai cité un cas à la *Société médico-psychologique*[1] sous le nom de *perte de la vision spéculaire*, chez un jeune garçon hystérique de quatorze ans qui n'avait d'ailleurs pas présenté d'autres hallucinations. Un jour qu'il était en train de faire sa toilette et se regardait dans l'armoire à glace pour mettre sa cravate, il ressentit tout à coup comme deux coups de marteau aux tempes et cessa de se voir dans la glace. Il ne voyait pas davantage les meubles s'y réfléchir. Pour lui la glace lui paraissait comme un verre à vitre. Il voyait tout autour de lui, mais comme s'il y avait eu un peu de fumée dans l'atmosphère, et les contours des objets étaient un peu indécis. Au bout d'une demi-heure environ, il ressentit de nouveau comme deux coups de marteau aux tempes et l'hallucination négative cessa, en même temps que la vue redevenait claire.

M. Lemaître[2] en rapporte également un exemple chez un jeune garçon de 13 ans, non hystérique, paraît-il, mais sujet à des extases, à des hallucinations nombreuses et variées (la sensibilité n'a pas été examinée).

En face d'un miroir il lui arrive souvent de ne plus se voir, mais en revanche de se trouver devant toutes sortes de scènes et de personnages inconnus, jusqu'à ce que ou bien tout à coup il revoie son image, ou bien remarque avec étonnement qu'il s'est déplacé.

Ce cas n'est pas tout à fait pur, car il y a substitution d'images hallucinatoires à l'image réfléchie du sujet dans le miroir.

1. Séance du 25 mars 1901, t. XIV, p. 80.
2. *Op. cit.*, p. 375.

Nous pouvons donc établir, dès à présent, une première division dans l'autoscopie externe et distinguer la *forme positive* et la *forme négative*.

Dans la première, le sujet se voit, ou se reconnaît dans le fantôme qu'il perçoit en face ou près de lui. Dans la seconde, il ne se voit pas quand il se regarde dans une glace.

Examinons maintenant comment se produit le phénomène dans les deux cas. Dans l'*autoscopie négative*, le nombre des observations est trop restreint pour qu'on puisse rien dire de précis. C'est un phénomène rare dont je n'ai été témoin qu'une fois. Il semble qu'il se montre d'une façon inopinée, passagère. Les sujets n'en paraissent pas autrement effrayés, mais étonnés.

A quels troubles est-il lié ? Dans mon cas personnel le jeune garçon qui l'avait présenté avait ressenti au moment de son apparition et de sa disparition comme deux coups de marteau le frappant aux tempes. Dans les deux autres on ne signale aucun trouble physique, douloureux ou non, coïncidant avec. L'explication de ce phénomène est donc très obscure. On peut le rapprocher seulement des hallucinations négatives suggérées chez certains hystériques. Mais l'interprétation elle-même de ces hallucinations n'est pas établie.

Tout ce qu'on peut dire c'est que, dans deux cas, sur les trois connus, il y avait coïncidence de l'autoscopsie négative avec les autres formes d'autoscopie positive, ce qui permet de supposer qu'il s'agit de phénomènes de même ordre, de même nature.

L'*autoscopie positive* est mieux connue dans ses manifestations, et l'interprétation en est plus facile.

Tous les *degrés* peuvent se présenter depuis la simple impression qu'on va se trouver en présence de soi-même, jusqu'à la vision nette de son image comme si on se voyait dans une glace.

Suivant la forme du phénomène les *conditions* de son apparition et de sa persistance sont variables. Lorsque le sujet s'aperçoit devant lui comme dans une glace, l'apparition est ordinairement brusque, inopinée, et ne dure que très peu de temps. Il est d'ailleurs généralement incapable d'apprécier la durée du phénomène qui survient ordinairement dans un moment de distraction ou de réflexion profonde, et qui le surprend assez pour qu'il ne s'occupe que de sa manifestation extérieure. Une excitation quelconque suffit à le faire disparaître.

Quand le sujet se voit avec des attributs différents de ceux qu'il a actuellement, la durée du phénomène est ordinairement beaucoup plus longue et peut persister des heures, avec des variations dans l'intensité. Il en est de même quand le double est seulement senti à côté de soi.

Le *moment d'apparition* du phénomène est presque toujours le soir, à la tombée de la nuit ou pendant la nuit dans des pièces faiblement éclairées par des lampes et des veilleuses. C'est encore au moment du réveil, lorsque les impressions du dehors ne sont pas encore nettement perçues, qu'il y a encore une légère somnolence, un certain engourdissement cérébral. Ces conditions sont à rapprocher de celles que M. Régis signale dans les hallucinations oniriques. C'est aussi dans des cas de rêverie qu'on le voit se produire. De sorte que ce qui paraît fondamental pour son éclosion, c'est l'affaiblissement de la conscience et de la sensibilité générale.

La *distance* à laquelle se montre ou se sent le fantôme est très variable. C'est tantôt à quelques mètres devant soi, tantôt tout contre soi. Tantôt le fantôme marche au-devant du sujet et s'efface tout à coup, tantôt il tourne autour de lui pour disparaître, tantôt encore il se meut à côté de lui reproduisant tous ses mouvements.

Le plus souvent le personnage autoscopique est *muet*. Quelquefois cependant nous avons vu qu'il peut y avoir dialogue entre les deux moi. Dans ce cas il y a ordinairement contradiction entre eux. Tantôt l'échange de paroles se fait sous la forme des hallucinations psychiques, tantôt sous la forme psycho-motrice.

Sous quel *aspect* se montre le fantôme autoscopique? Sous trois formes différentes. Dans le premier cas, le sujet se voit devant lui comme s'il s'apercevait dans une glace. Il a le même visage et le même costume que celui qu'il porte actuellement. C'est l'autoscopie spéculaire proprement dite, l'ancienne hallucination spéculaire. Il y a identité physique, matérielle et morale entre le sujet et le fantôme. Dans le second cas, l'identité morale existe seule; la ressemblance physique du visage peut être conservée, mais non toujours; et quant à la ressemblance des attributs, du costume, elle n'existe pas. Tantôt c'est un personnage vêtu de noir « qui ressemble comme un frère » au sujet; tantôt le costume du personnage est celui de quelque héros de roman qui a frappé autrefois l'imagination du sujet; tantôt c'est un costume qu'il a réellement porté autrefois. Dans ce dernier cas le sujet se revoit moralement et physiquement, tel qu'il était à cette époque.

Mais le sujet peut voir un personnage qui ne lui ressemble ni comme physique, ni comme sexe, ni comme costume, mais qui lui est moralement identique et qu'il reconnaît pour être lui-même. Cette forme qu'on pourrait qualifier d'*autoscopie dissemblable* correspond à ce qu'on désignait sous le nom d'hallucination deutéroscopique.

On peut en rapprocher ce que M. Féré a décrit[1]

1. Féré, Note sur les hallucinations autoscopiques ou spécu-

sous le nom d'hallucination altruiste et dont il a rapporté trois cas. « Voici en quoi elle consiste : Des exemples le montrent mieux qu'une longue description. — 1° Un épileptique qui, à la suite de ses accès convulsifs, présente souvent un certain degré de parésie du côté droit, présente en même temps un délire dans lequel il dit : « Donnez-lui une cigarette, allumez-la, le malheureux n'a pas de main droite, frottez-lui la main, ça le picote dans les doigts. » — 2° Un jeune homme, atteint de fièvre typhoïde, en état de veille et de santé apparente, répète le plus tranquillement du monde ; « Donnez-lui à boire, il a bien soif, il est bien mal couché. » — 3° Une dame, qui vient de succomber à une suppuration prolongée, disait quelques jours avant sa mort, sans avoir présenté d'autre trouble mental : « Je ne peux pas me lever pour uriner ; mais il va se lever à ma place. »

M. Féré dit que cette sorte d'hallucination diffère de l'hallucination autoscopique, mais il n'en donne aucune explication. Je crois, pour ma part, qu'elle est, au contraire, de même nature et rentre dans la dernière forme de l'autoscopie externe. Dans ce dernier cas la vision même d'un personnage identique ou dissemblable au sujet n'existe plus. Mais il est senti par lui comme

laires et sur les hallucinations altruistes, *C. R. Société de Biol.*, 1891, p. 451.

identique à lui-même, comme étant lui-même.

C'est le sentiment cénesthésique seul qui entre en jeu ici, et quoique le terme d'autoscopie, sans qu'un phénomène de vision intervienne, paraisse déplacé, je crois qu'on peut le conserver en y accolant l'épithète de *cénesthésique* pour ne pas donner des appellations différentes à des phénomènes que nous verrons tout à l'heure être de même essence, et où l'élément cénesthésique est précisément fondamental, l'élément visuel n'étant que secondaire.

Nous avons rencontré cette forme dans un certain nombre des observations que nous avons rapportées. Le sujet ne voit pas son double, mais il le sent à côté de lui, il le reconnaît comme identique à lui-même physiquement et moralement. Il est à remarquer que dans ce cas c'est le double qui paraît être au sujet son vrai moi : c'est lui qui lui commande, qui le découvre, s'il est au lit, qui l'empêche de se remuer ou de dormir s'il ne le fait pas lui-même. C'est ce qui se produit aussi dans l'hallucination altruiste de Féré ; c'est ce qu'on rencontre aussi assez souvent chez des hémiplégiques qui s'imaginent sentir leur propre personne à côté d'eux du côté sain. Dans les cas d'autoscopie purement cénesthésique c'est également le moi sain qui est représenté par le fantôme ou le double.

On peut rapprocher cette constatation de ce

qu'on rencontre chez certaines hystériques ayant un dédoublement du moi et qui parlent d'elles à la troisième personne, comme d'un sujet étranger, et où le dédoublement revêt même une telle intensité que les deux moi conversent entre eux, et que l'ancien moi bien portant invective le moi actuel malade, comme je l'ai vu maintes fois.

Nous pouvons résumer dans le tableau suivant les trois formes de l'autoscopie positive :

1° *Autoscopie spéculaire* (ancienne hallucination spéculaire). — Le fantôme est identique au sujet actuel.
2° *Autoscopie dissemblable* (ancienne hallucination deutéroscopique). — Le fantôme est différent du sujet dans ses attributs extérieurs, mais identique à lui moralement.
3° *Autoscopie cénesthésique*. — Le double est seulement senti mais non vu, et reconnu identique au sujet.

Cherchons maintenant à nous rendre compte de la *nature* du phénomène, et pour cela recherchons les conditions de sa production.

Dans le plus grand nombre des cas, c'est seulement par le récit des sujets qu'on le connaît, et ils sont naturellement incapables de nous renseigner sur autre chose que ce qu'ils ont vu ou senti. Cependant certaines remarques peuvent déjà nous mettre sur la voie. C'est d'abord que le phénomène apparaît ordinairement, soit dans des cas de grande distraction et de concentration sur soi-même, soit dans des cas où il existe de l'anesthésie plus ou moins étendue. C'est en effet le plus souvent chez des hystériques que cela se rencontre, et les observations de Féré, de Lemaître et les miennes concordent à cet égard. On peut donc penser que les troubles de la sensibilité et particulièrement de la cénesthésie doivent y jouer un certain rôle.

Cette prévision se confirme quand on voit coïncider, chez le même sujet, le dédoublement de la personnalité tel qu'il s'observe habituellement chez les hystériques, dédoublement ayant pour base les troubles de la sensibilité générale et principalement de la sensibilité viscérale et profonde, de la cénesthésie en un mot.

Mais les rares cas où on a pu suivre directement l'évolution des phénomènes viennent donner à ces suppositions une confirmation remarquable. A cet égard le cas de M. Féré et le mien, où j'ai pu faire la contre-épreuve au moment de la disparition de l'autoscopie, mettent en évidence le rapport qui existe entre elle et les troubles de la sensibilité générale et de la cénesthésie en particulier.

Il ne s'agit pas là d'un phénomène visuel, il ne s'agit pas d'une véritable hallucination, encore moins d'une hallucination visuelle. Il s'agit d'un phénomène cénesthésique et d'une véritable sensation objectivée, soit sous la forme visuelle combinée à la forme cénesthésique, soit sous la forme cénesthésique seule. C'est cette dernière qui est véritablement capitale, car elle peut exister seule, tandis que les deux autres ne peuvent se montrer sans elle.

Le sujet ajoute de lui-même les attributs extérieurs à la représentation cénesthésique, à la sensation cénesthésique pour mieux dire, qu'il a de lui-même. Il objective extérieurement son sentiment cénesthésique. Il revêt ensuite cette objectivation, soit de ses attributs actuels extérieurs, soit de ses attributs moraux seulement. Dans l'un comme dans l'autre cas, il reconnaît toujours le fantôme comme étant identique à sa propre personne, qu'il lui ressemble de visage et de costume (autoscopie spéculaire), ou seulement de visage et qu'il l'affuble de costumes de fantaisie ayant hanté son imagination d'une manière habituelle, qu'il lui ressemble au moral seulement, ce qu'il ne peut reconnaître par la vue évidemment, ou enfin qu'il ne le voie pas, mais le sente identique à lui physiquement et moralement.

Le rôle de la vision est donc tout à fait secondaire et ne suffirait pas à donner au sujet l'impression que le fantôme qu'il voit près de lui est sa propre personne. Il pourrait à la rigueur hésiter dans le cas de l'autoscopie spéculaire. Mais il se dirait seulement qu'il se trouve en présence de quelqu'un qui lui ressemble comme visage et comme costume ; il n'aurait pas le sentiment immédiat que c'est lui-même qui se dresse devant lui. Dans les cas où l'autoscopie est dissemblable, l'hésitation serait encore plus grande, et quand il n'y a même pas de ressemblance du visage, l'identification du fantôme avec soi-même ne se comprendrait pas du tout. A plus forte raison quand le double n'est pas vu, mais seulement senti à côté de soi. Comment dans ce cas l'identification au moi est-elle immédiate, sinon parce que c'est ce moi lui-même qui se perçoit ?

C'est donc le sentiment cénesthésique qui est fondamental dans l'autoscopie, c'est ce sentiment qui est objectivé, extériorisé, et par là prend l'aspect d'une hallucination. Du fait même que le sujet l'extériorise à lui-même, le place dans l'espace en dehors de lui, il lui donne une forme soit visuelle, soit simplement tactile en quelque sorte, par l'habitude que nous avons de nous représenter les objets dans l'espace sous l'une ou l'autre de ces deux formes, qui le plus souvent même sont combinées, associées et impossibles à distinguer et à disjoindre. Ici la forme sous laquelle le sujet perçoit sa propre personne en dehors de lui, n'est qu'une manière de la concevoir suivant nos habitudes mentales. Elle est surajoutée à la sensation cénesthésique pour la compléter. C'est au moyen d'images fournies par la mémoire ou l'imagination que le sujet constitue son personnage, dont la matière fondamentale lui est fournie par sa cénesthésie, qui lui donne à la fois le sentiment de sa personnalité physique et de sa personnalité morale. Ces éléments surajoutés au phénomène autoscopique par la mémoire et l'imagination ne changent en rien sa véritable nature, son origine purement cénesthésique. Cette amplification que le sujet donne à sa sensation cénesthésique ne lui enlève pas davantage son caractère de réalité. Si j'insiste sur ce point malgré son évidence, c'est que nous retrouverons les mêmes faits à propos de l'autoscopie interne, et que par une singulière contradiction, ceux qui la mettent en doute se servent de cette amplification pour y voir un phénomène d'imagination, d'auto-suggestion de la part du sujet.

Nous sommes obligés de nous servir de modes d'expression visuelle ou tactile pour rendre compte de nos sensations cénesthésiques, parce que jusqu'ici nous ne savions pas que nous pouvions percevoir les formes des objets dans l'espace, autrement que par la vue et le tact, et que la cénesthésie pouvait les percevoir également et nous en fournir des représentations, comme celles des autres sens.

C'est là une notion nouvelle qu'il importe de mettre en relief, et qui nous aidera à comprendre sans doute bien des phénomènes psychologiques, et en particulier la formation et les variations de la personnalité. La cénesthésie nous apparaît ainsi comme analogue à la sensibilité tactile, avec cette seule différence, qu'elle nous renseigne sur les modifications internes de notre organisme, comme l'autre nous renseigne sur celles de notre surface externe, sous l'action du monde extérieur. Très vague habituellement, elle peut cependant atteindre dans certains cas une grande précision et une grande intensité, et les sensations qu'elle fournit peuvent, comme celles de tous les autres sens, s'objectiver sous forme de représentations très nettes, soit en se projetant au dehors comme dans l'autoscopie externe, soit en nous donnant connaissance des parties internes de notre organisme comme dans l'autoscopie interne que nous allons examiner maintenant.

II

L'AUTOSCOPIE INTERNE

Si, au lieu d'objectiver extérieurement le sentiment général qu'on a de soi-même, et qui constitue ce que nous venons d'étudier sous le nom d'autoscopie externe, on se perçoit en partie seulement et on prend conscience de ses organes internes dans leur forme, leur situation, leur structure, leur fonctionnement, nous avons ce que j'ai appelé l'autoscopie interne. La seule différence entre les deux réside, comme je le disais précédemment, dans le fait de l'objectivation, qui existe dans l'une et pas dans l'autre. Il est évident que si je projette au dehors le sentiment que j'ai de ma personne tout entière, je me la représente comme elle est extérieurement, comme j'ai l'habitude de la concevoir, et de la connaître. Si au contraire cette extériorisation n'existe pas, ce ne peut être que mes organes internes dont j'objective au dedans de moi les impressions qu'ils envoient à mon écorce cérébrale. Ce phénomène nous apparaît donc comme identique dès maintenant dans les deux cas. Si j'ajoute que, dans certains cas, les sujets, après avoir ainsi pris connaissance de leurs organes et les avoir situés à leur véritable place, sous la forme d'autoscopie interne, objectivent ces sensations internes au dehors d'eux comme dans l'autoscopie externe, et que dans d'autres cas on voit coïncider les deux formes d'autoscopie, on comprendra que cette identité nous apparaisse comme difficile à mettre en doute.

Ce pouvoir de voir ainsi en nous-mêmes n'est pas un fait absolument nouveau. A l'état physiologique il se produit quelquefois pendant l'inconscience du sommeil, sous la forme de ce qu'on a appelé les rêves prémonitoires. Le sujet se voit atteint d'un mal local, dont à l'état de veille il n'existe encore aucune manifestation, et qui n'éclate que plus tard. Mais, sans parler de ces faits qui pourraient prêter à discussion, il est une circonstance dans laquelle le phénomène de l'autoscopie interne se produit d'une façon très caractéristique, c'est le sommeil hypnotique, et particulièrement dans certaines conditions que nous aurons à analyser plus loin.

Les anciens magnétiseurs l'avaient du reste signalé, comme tant d'autres faits que leurs interprétations trop fantaisistes ont contribué à faire tomber dans l'oubli. Le baron du Potet, par exemple, dans ses *Leçons sur le magnétisme* (p. 43), cite les phrases suivantes du comte de Rederer, touchant l'état des sujets hypnotisés : « Les yeux sont fermés et ne voient plus, mais il a une vue que l'on peut appeler intérieure, celle de l'organisation de son corps, de celui de son magnétiseur et des personnes avec lesquelles on le met en rapport. Il en voit les différentes parties, mais successivement, et, à mesure qu'il y porte son attention, il en distingue la structure, les formes et les couleurs. »

Il y a sans doute exagération quand il parle de la vision qu'a le sujet de l'organisme des personnes qui l'approchent, mais, en ce qui concerne celle de son propre organisme, les faits que nous allons examiner tout à l'heure la mettent, je crois, hors de doute.

Du Potet rapporte d'ailleurs dans le même ouvrage une observation (p. 403) dans laquelle le phénomène de l'autoscopie interne est signalé, mais d'une façon accessoire. « Rendez compte, dit l'expérimentateur à un sujet hypnotisé, de votre prescience de somnambule, de vos visions. — Je ne saurais, répondit-il : les objets dont on me parle s'offrent à moi comme un tableau ; je les vois, je les sais. — Vous voyez donc l'intérieur de votre corps ? — Parfaitement. »

Dans mon ouvrage sur *La Genèse et la Nature de l'Hystérie*[1], j'ai montré que les hystériques,

1. Pages 474 et 489.

quand ils recouvrent dans le sommeil hypnotique la sensibilité de leurs organes, ont connaissance de toutes les modifications qui s'y produisent, et que le cerveau lui-même se comporte à cet égard comme tous les autres viscères : sa partie frontale — que j'ai appelée le cerveau psychique — ayant connaissance des modifications qui se passent dans les centres des parties moyennes et postérieures, que j'ai appelées par contraste le cerveau organique. J'ai montré en outre que, lorsque les organes sont atteints d'anesthésie, le sujet peut agir volontairement sur eux, et que les muscles lisses, qui à l'état normal, pendant la veille consciente, sont considérés comme échappant à l'action de la volonté, lui sont au contraire soumis pendant le sommeil hypnotique, à la condition que les organes dont ils font partie soient à un degré quelconque d'anesthésie et de fonctionnement diminué ou arrêté. Dès que l'organe a recouvré sa sensibilité normale et son fonctionnement complet, le sujet cesse d'avoir connaissance de sa situation et de l'état de son fonctionnement, sauf d'une façon très vague, comme nous l'avons à l'état normal de veille, et il cesse également de pouvoir agir volontairement sur les muscles lisses.

Il ressort de tous les faits que j'ai rapportés que, pendant le sommeil hypnotique, sous l'influence de la restauration de la sensibilité, soit des membres, soit des viscères, le sujet a conscience de toutes les modifications de son organisme, dont, à l'état normal, il est inconscient, et que dans ces mêmes conditions il peut, grâce à cette conscience de son organisme, agir sur son fonctionnement et l'activer non seulement au moyen de ses muscles striés, volontaires, mais aussi de ses muscles lisses, considérés comme non soumis à sa volonté et qui ne le sont pas en effet à l'état normal.

Mais c'est au Dr Comar que revient l'honneur d'avoir décrit et publié les premiers cas les plus caractéristiques et irrécusables d'autoscopie interne, qui viennent confirmer et compléter mes propres observations, et jeter un jour nouveau, non seulement sur le mécanisme des phénomènes hystériques, mais plus encore sur la physiologie cérébrale et la psychologie.

Ces observations du Dr Comar ayant été faites au cours du traitement de l'hystérie par la méthode que j'ai indiquée, et dans des conditions identiques à celles dans lesquelles j'avais constaté moi-même les faits que je rappelle plus haut, je demande la permission de dire en quelques mots en quoi consistent et l'hystérie, et la méthode que j'ai préconisée pour en faire disparaître les accidents et les stigmates. Cela est d'ailleurs indispensable pour comprendre ce qui va suivre.

L'hystérie est constituée par un trouble fondamental de l'écorce cérébrale qu'on peut regarder comme une sorte de sommeil, d'engourdissement, allant depuis une simple diminution de fonction des centres corticaux jusqu'à leur arrêt complet. Cet engourdissement, dont les malades ne se rendent compte que lorsqu'il subit des variations en plus et surtout en moins, se traduit objectivement par des modifications des fonctions qui se trouvent sous la dépendance des centres atteints, et par des altérations de la sensibilité. Ces altérations de la sensibilité sont constantes, et suivant leurs degrés, suivant surtout les parties de l'organisme qui les présentent — accessibles comme les membres ou inaccessibles comme les viscères à l'exploration directe — elles se traduisent d'une manière objective ou subjective. Les variations dans l'étendue des centres corticaux atteints par l'engourdissement hystérique, dans l'intensité de cet engourdissement, dans les associations des divers centres atteints, expliquent toutes les variétés, toutes les modalités si changeantes et si complexes parfois qu'on rencontre dans l'hystérie. J'ai du reste résumé cette conception dans la définition suivante de l'hystérie : « L'hystérie est un trouble physique, fonctionnel, du cerveau, consistant dans un engourdissement ou un sommeil localisé ou généralisé, passager ou permanent, des centres cérébraux, et se traduisant par conséquent, suivant les centres atteints, par des manifestations vaso-motrices et trophiques, viscérales, sensorielles et sensitives, motrices et enfin psychiques, et, suivant ses variations, son degré et sa durée, par des crises transitoires, des stigmates permanents ou des accidents paroxystiques. Les hystériques confirmés ne sont que des vigilambules, dont l'état de sommeil est plus ou moins profond, plus ou moins étendu[1]. »

Il ressort de cette conception, confirmée par de nombreux cas tant personnels que d'autres auteurs, que les troubles hystériques disparaissent quand on réveille le sujet de ce sommeil, quand on le tire de cet engourdissement. C'est ce que la clinique et l'expérimentation montrent nettement. Lorsque, par un des procédés que je vais indiquer, on réveille un sujet hystérique, on le voit recouvrer la sensibilité dans tous ses modes. Cette restauration des diverses sensibilités s'accompagne de phénomènes moteurs, sensitifs et psychiques d'un déterminisme absolu, que rien ne peut influencer. Phénomènes moteurs et sensitifs — tant subjectifs qu'objectifs — correspondent avec un parallélisme parfait à l'état fonctionnel des membres, des viscères et du cerveau.

Si le réveil de l'hystérique amène la disparition des troubles de sensibilité et fonctionnels, la restauration de la sensibilité et de l'activité fonction-

1. *Genèse et nature de l'hystérie*, t. I, p. 520 ; Paris, F. Alcan, 1897.

nelle par des procédés divers provoque également le réveil. Les deux choses sont donc équivalentes. Mais comme il est rare de pouvoir provoquer le réveil d'emblée, par une excitation forte soit physique, soit psychique, il est plus simple, surtout dans les cas accentués, de procéder par restaurations partielles et successives de la sensibilité et des fonctions.

Pour y parvenir on a plusieurs procédés. Ou bien on détermine une réaction générale par le changement de milieu, l'isolement, une discipline nouvelle de la vie quotidienne, le repos au lit et la suralimentation. Ou bien on réveille les fonctions et la sensibilité attenante à ces fonctions par des excitations locales dans leur application, mais agissant en réalité par les voies centripètes sur les centres cérébraux eux-mêmes : tels sont les procédés de rééducation des mouvements, les excitations au moyen de l'électricité faradique, et par-dessus tout la mécanothérapie sous forme de gymnastique de résistance, en employant au préalable les mouvements forcés passifs pour obtenir le premier réveil de l'activité motrice et sensitive.

Enfin, quand ces procédés sont insuffisants, il faut recourir à la restauration de la sensibilité dans l'hypnose. Le sujet étant endormi aussi profondément que possible — ce qui est d'ailleurs facile, car il est déjà en état de vigilambulisme et qu'il s'endort souvent spontanément d'une façon complète, sous la simple influence des exercices qu'on lui fait exécuter pour restaurer sa sensibilité — il suffit de lui donner l'ordre soit de sentir, soit de se réveiller, en l'empêchant de rouvrir les yeux, pour voir les réactions motrices et sensitives se produire, et les fonctions redevenir normales. On peut agir d'ensemble, mais il est préférable de procéder d'une manière progressive, en commençant par les membres, puis les viscères et finissant par le cerveau.

Ce qui se passe n'est en somme différent en rien de ce qui se produit quand on réveille un dormeur ordinaire, en lui ordonnant fortement de se réveiller. C'est une excitation verbale violente qu'on lui fait. Le dormeur s'étire, entr'ouvre les yeux, se secoue, se frotte les yeux et ne prend une conscience des choses qu'au bout d'un temps plus ou moins long. Chez l'hystérique en état de vigilambulisme complet les choses se passent de la même façon, mais comme l'engourdissement est beaucoup plus profond et surtout beaucoup plus ancien, les réactions sont beaucoup plus fortes et beaucoup plus longues ; le réveil se fait d'une manière beaucoup plus lente.

Il n'y a pas plus de suggestion dans un cas que dans l'autre, comme certains l'ont prétendu. L'ordre de se réveiller n'est pas une suggestion, mais une excitation d'un ordre particulier, et cela est si vrai que d'autres excitations, comme des excitations mécaniques locales ou générales, sans qu'il y ait jamais eu le moindre avertissement de ce qui doit être obtenu, et quelquefois même à l'improviste, sans que l'opérateur y songe, suffisent à produire le même effet, ainsi que je l'ai maintes fois expérimenté. C'est ainsi que la régression de la personnalité se produit généralement au moment où on ne s'y attend pas, et qu'elle se déroule sans qu'on puisse en quelque façon l'enrayer ou la troubler dans son ordre chronologique. On arrive même à mettre seulement le système nerveux en activité, et les phénomènes de réveil de son fonctionnement se développent d'eux-mêmes pendant plusieurs heures quelquefois, sans qu'on ait besoin d'intervenir.

On serait d'ailleurs fort embarrassé pour suggérer quoi que ce soit de leur vie passée à des sujets dont on ignore plus ou moins complètement les incidents de l'existence et qui ont soin en général de vous cacher ceux qui ont apporté le plus grand trouble dans leur personnalité. D'autre part les premières fois où les phénomènes de réveil se sont produits, personne ne les connaissait et j'étais incapable de les prévoir. C'est en voyant leur constance, leur déterminisme, leur évolution indépendante de toute influence étrangère que j'ai dû reconnaître qu'il s'agissait uniquement de phénomènes d'ordre physiologique

Mais le principe que je rappelais plus haut, et qui est capital, d'après lequel, dans l'état d'hypnose, au cours de la restauration de leur sensibilité, les sujets en vigilambulisme hystérique agissent volontairement sur les organes et les fonctions qui échappent à l'état normal à l'action et au contrôle de la volonté, donne ici la clef de cette soi-disant suggestion que personne n'explique et à laquelle on impute tout ce qu'on ne comprend pas. Il en ressort, en effet, que le sujet ayant conscience de ce qui, à l'état normal, est inconscient, et pouvant agir volontairement sur ce qui, à l'état normal, échappe à sa volonté, il ne fait qu'exécuter des actes qui normalement sont impossibles pour nous, mais qui pour lui sont aussi simples que de lever le bras quand on nous l'ordonne. Et cela parce qu'il se représente et l'organe sur lequel il doit agir et la chose qu'on lui commande. Je reviendrai d'ailleurs plus loin sur les conséquences, au point de vue de la suggestion, de ces faits, d'expérimentation des plus faciles, et qu'on s'étonne de voir critiquer sans les contrôler ni les reproduire, alors que j'en ai donné en détail la technique expérimentale et que les sujets sur lesquels on peut les observer se rencontrent à chaque pas. On n'a cependant pas le droit de critiquer et de méconnaître des faits d'expérience, tant qu'on ne les a pas reproduits soi-même.

Ceci dit, passons aux faits. Je rappellerai d'abord ceux du Dr Comar, à qui revient l'honneur d'avoir étudié les premiers avec le plus de précision et de détails.

I (Dr Comar)[1]. — Au mois de mai 1898, j'avais en traitement une jeune hystérique de 18 ans qui était venue me trouver, présentant une anesthésie totale et dans un état complet de vigilambulisme. Ce fut une des premières malades que je traitai par la méthode de mon ami le Dr Sollier. Je réveillai donc d'abord la sensibilité de ses membres, puis celle de ses viscères. Je fus un jour assez surpris d'entendre ma malade plongée dans l'hypnose, et à qui je faisais sentir son cœur, me dire textuellement ces mots que je notais au fur et à mesure qu'elle parlait : « Comme c'est drôlement fait, on dirait quelque chose en caoutchouc, ça s'élargit, puis ça se rallonge, et il y a dedans des espèces de petites poches qui s'ouvrent, se referment et manœuvrent comme des soupapes en laissant passer du liquide d'une poche dans une autre. » Elle parla ensuite des autres sensations qu'elle éprouvait : « Ça me bat dans la tête en même temps que dans la poitrine », et elle me montrait avec le doigt un point du crâne au milieu de la ligne médiane. « Ah ! mais ça me gêne beaucoup et les cheveux au milieu de la tête touchent mon cœur ! Est-ce qu'il restera toujours là ? » Elle accusa ensuite des sensations d'angoisse, de mort imminente, me dépeignit les symptômes d'angine de poitrine, avec les sensations de lourdeur et de crampe dans le bras

1. L'auto-représentation de l'organisme chez quelques hystériques, *Revue neurologique*, 1901, p. 491.

gauche et elle eut tout à coup l'impression « que son cœur rentrait dans sa poitrine, et se logeait dans le côté, la tête en bas » et elle ajouta : « Mais je ne sais pas si c'est bien sa place. » Elle en sentit ensuite plus nettement les battements en disant : « Il ne battait tout à l'heure qu'en bas, au niveau de la pointe et maintenant, il bat également en haut. » Elle fit quelques réflexions et accusa enfin une sensation de bien-être, pour se réveiller bientôt après. Je la questionnai alors sur ce qu'elle avait éprouvé. Elle me regarda surprise : « Mais rien, dit-elle, cependant je suis maintenant très bien, beaucoup mieux que d'habitude, et il me semble que je vis, oui, il y a quelque chose de nouveau en moi. » Et ce fut tout.

« J'avais été, ajoute Comar, très étonné de ces faits mais je n'ai voulu jusqu'à ce jour y faire aucune allusion dans les observations que j'ai eu l'occasion de publier. Je pensais que je m'étais cette fois trouvé en présence d'une hystérique instruite (elle avait, en effet, fait des études assez sérieuses) et j'avais supposé que ce qu'elle m'avait dit dans l'hypnose n'était peut-être que le résultat de réminiscences. Elle avait appris autrefois la situation, la forme, les fonctions du cœur, et sa pensée étant attirée dans le sommeil sur cet organe, ce qu'elle avait appris autrefois revenait à son esprit. Telle fut l'interprétation que je donnai d'abord à ces faits ; une chose cependant m'avait surpris, c'est la sensation éprouvée par elle au sommet du crâne en sentant son cœur.

« J'attendis donc d'autres cas semblables. »

II (Dr Comar). — L'an dernier, continue Comar, et tout récemment encore, j'eus en traitement pendant plusieurs mois deux autres malades en état complet de vigilambulisme avec anesthésie totale périphérique viscérale et sensorielle, et j'assistai à des phénomènes analogues, mais beaucoup plus curieux encore... Une de mes malades n'ayant, celle-là, aucune instruction, simple fille de la campagne, avait été soignée autrefois pour une coxalgie ; elle me dit étant dans l'hypnose et sentant la jambe malade : « Mais je vois bien comment elle est mon articulation ; elle n'est pas malade : on s'est trompé ; elle est simplement rouillée ; il y a du liquide dedans, mais il n'y en a pas assez pour la faire bien marcher ; et puis, il y a autour des cordes qui sont trop serrées (elle faisait ainsi allusion à ses muscles contracturés ; peut-être voyait-elle aussi ses ligaments articulaires), je vais desserrer ces cordes et ensuite je pourrai marcher. »

« Elle avait donc vu nettement son articulation, et constatait elle-même qu'il n'y avait dedans aucune lésion ; en effet, une fois la sensibilité revenue, elle put marcher très bien, ce qu'elle n'avait pas fait depuis des années.

« La même malade me dit un autre jour en sentant son bas-ventre : « Comme c'est drôle ce que j'ai là au milieu, je ne savais pas que c'était fait ainsi. — Quoi donc? lui dis-je. — Mais j'ai là dans le bas-ventre une sorte de poire dont la pointe est en bas, et du haut de chaque côté partent des ficelles qui arrivent là (elle désigne la paroi abdominale) et tournent ; il y en a plusieurs enveloppées dans les replis d'un voile, et dans un des plis il y a comme une petite noisette, c'est curieux. »

Je ne pouvais cette fois invoquer, pour expliquer ces faits, la réminiscence de choses apprises autrefois, car il est peu probable qu'on eût appris à une fillette la configuration anatomique des organes génitaux ; il fallait donc admettre que les hystériques pouvaient avoir nettement, dans certains cas, conscience de la forme de leurs organes internes. Cette même malade me décrivit ensuite la configuration de son cœur et de son estomac qui, « disait-elle, avait la forme d'une grande poche placée un peu de travers avec des ouvertures en haut et en bas ». Elle me décrivit aussi sa vessie, « où aboutissaient deux petits tuyaux et d'où en partait un autre beaucoup moins long ». Elle me demanda même un jour en sentant son estomac « s'il fallait sentir aussi les petits plis ? — Mais quels petits plis ? — Tous ceux qui sont dans l'intérieur et où il y a des petits grains avec des orifices. »

Elle voyait donc non seulement son estomac, mais sa muqueuse avec les replis et les glandes.

III (Dr Comar). — Enfin j'ai occasion d'observer en ce moment même une autre malade qui, comme on va le voir, a, à un degré plus élevé encore, la perception très nette de ses organes anatomiquement et physiologiquement ; ainsi, en sentant son ventre elle me dit, comme la première, qu'elle sent une masse en forme de poire ; elle me décrit ses ligaments, ses ovaires et s'écrie tout à coup : « Mais ce que je sens dans le bas-ventre réveille des points douloureux dans la poitrine : il me semble que mes seins gonflent : il y a un rapport entre ces deux choses-là, ça se correspond ! » « Je lui dis de sentir encore plus son bas-ventre. Elle me répond : « Mais plus je le sens plus les seins me font mal », et elle ajoute : « Ça me change non seulement au physique, mais aussi au moral. Je ne suis plus la même ; je suis tout à fait transformée des pieds à la tête ; il me semble que je n'étais qu'une enfant, je deviens une femme, je ne suis plus de la même façon ;

mon caractère aussi change, et je sens que dans cet état-là j'ai bien mon âge réel ! »

« J'arrive, enfin, à un fait qui m'a paru plus extraordinaire encore. Cette même malade, en sentant un jour son cœur, m'en décrivit non seulement la forme, la situation, la grosseur, mais elle me dépeignit aussi toute sa circulation : « J'ai, dit-elle, des soupapes dans le cœur, et d'un côté, en haut, part un gros tuyau qui se recourbe puis descend au milieu du corps. De ce tuyau en partent d'autres : tenez, regardez, ajouta-t-elle. — Mais comment voyez-vous cela ? lui dis-je. — Devant moi (elle hésita) ; ah ! non, on dirait que c'est en moi, mais j'en ai partout, des tuyaux ; c'est très gênant ; ils passent dans les bras », et en disant cela elle me décrit exactement avec la pointe de l'index gauche sur le bras droit le trajet de son artère humérale, sa bifurcation en radiale et cubitale ; à la main elle me décrit son arcade palmaire et les collatérales des doigts ; elle me fait ensuite de même la description de ses artères de la jambe, et me dit ceci : « Ces tuyaux deviennent de plus en plus petits et il y en a partout des quantités » ; elle s'arrête un moment, paraît regarder avec plus d'attention et continue : « Mais le plus curieux, c'est qu'après ceux-là, qui sont de plus en plus petits, il y en a d'autres qui sont de plus en plus gros et qui remontent vers mon cœur. » Et elle me décrit alors toute sa circulation veineuse, trouvant toujours ces tuyaux gênants. Je lui dis de sentir plus encore, et quelle n'est pas ma stupéfaction de l'entendre dire ces mots que j'écris rapidement pendant qu'elle parle : « Voyez-vous, dans mon cœur il y a un liquide qui du cœur passe dans les gros tuyaux, puis dans les petits ; ce liquide revient aussitôt dans d'autres tuyaux plus gros ; puis enfin il revient au cœur d'où il repart encore, mais c'est toujours le même qui circule, il ne s'arrête jamais. Ah ! Je ne veux plus, ça me gêne trop : voilà tous mes tuyaux qui battent ; ça bat partout dans mes membres, dans mon corps, dans ma tête : ça bat très régulièrement, mais c'est tout de même très gênant. » Elle se calme : la sensation de gêne paraît diminuer ; elle s'assied sur le lit (les yeux toujours fermés) et semble fixer sa radiale au poignet avec une attention profonde, et « trouve très drôle ce petit tuyau qui bat et qu'on peut mieux sentir que les autres. » Elle a donc jusqu'à présent senti d'abord son cœur, ses vaisseaux, les artères, puis les veines ; enfin elle a senti les battements cardiaques, un liquide, puis les pulsations artérielles ; mais tout n'est pas fini et elle me dit : « Regardez dans mes tuyaux, il y a deux choses qui se promènent. — Comment deux choses, que voulez-vous dire ? — Oui, j'en suis sûre, je les vois bien : il y a d'abord un liquide tout blanc, et dans ce liquide il y a une quantité considérable de très petites machines rouges, presque rondes, mais pas tout à fait : c'est plat et les petites choses rouges nagent dans le liquide blanc ! (textuel) et tout cela me fait vivre. Je suis bien maintenant, je vis réellement : c'est comme si j'avais de la vie qui circule en moi. » Elle avait donc vu en elle le sang blanc et les globules rouges.

« Cette même malade, qui venait de me décrire si nettement sa circulation, me décrivit par la suite, en retrouvant sa sensibilité viscérale, tous ses organes : poumons, estomac, gros et petit intestin, ses reins, son foie, son pancréas, et elle les décrivait en en suivant *sur elle-même*, au fur et à mesure qu'elle les sentait, les contours avec son doigt. J'insiste sur les mots *sur elle-même*, car quelques jours après elle me décrivit ses sensations de façon tout à fait différente ; et le fait m'a paru curieux à noter. Elle avait retrouvé successivement sa sensibilité périphérique, musculaire, viscérale, sensorielle et j'étais arrivé à la tête. « Sentez votre cerveau ! » lui dis-je. Elle cherche un instant et me demande : « Mais à quel endroit ? — Comment, que voulez-vous dire ? — Où faut-il le sentir, en avant ou en arrière ? » Elle avait donc la sensation que cela n'était pas indifférent. « En arrière », lui dis-je. Elle fait alors des oscillations de la tête, accuse les sensations habituelles de tiraillements, de craquements ; puis s'arrête tout à coup, s'assied sur son lit et me dit textuellement : « Regardez, je la sens bien, ma tête, en arrière, et je vois là, devant moi, tout mon corps. C'est très curieux, le voyez-vous ? Il y a une tête, et au-dessous une colonne avec des anneaux ; de cette colonne partent des cercles qui forment une cage ; de chaque côté, dans la cage, il y a deux grosses éponges rouges ; du côté gauche il y a, en plus, un organe d'où partent de gros tuyaux ; en dessous, une séparation, et, à droite, voyez-vous là ? (et son doigt indique toujours en avant sur cet individu qu'elle croit voir), à droite il y a une sorte de grosse éponge plus épaisse que celle de tout à l'heure, et de l'autre côté une grande poche derrière laquelle il y a quelque chose de forme allongée ; enfin un long tube gros d'abord, puis plus petit et arrondi plusieurs fois sur lui-même ; de chaque côté de la colonne il y a aussi deux petites choses un peu plates dont les extrémités sont arrondies et d'où partent des tuyaux qui aboutissent dans une petite poche tout en bas, et derrière la poche il y a encore quelque chose. (Dans cette description sommaire, elle parlait donc de ses poumons, cœur, foie, estomac, pancréas, rein, uretère, vessie, intestin, utérus.) Enfin il y a, en haut et en bas, des grands membres qui remuent. (A ce moment, elle remue elle-même les bras et les jambes.) C'est très drôle, on dirait que les membres sont tirés par des ficelles qui aboutissent... » Elle s'arrête, paraît chercher et reprend : « Mais où vont-elles toutes ces ficelles ? Il y en a tout autour de moi, je suis comme enveloppée dans un réseau ; il y en a un nombre incalculable ; elles font tout fonctionner et elles aboutissent dans la colonne, et de là ça vient dans ma tête. » Elle s'arrête de nouveau de parler, continue à faire des mouvements et reprend : « Mais je sens aussi mon cerveau en avant, et tout ce qu'il y a en moi aboutit là (elle montre son front). C'est là que je sens des petites cases, et au milieu, là (elle met le doigt au-dessus de la racine du nez), là, je veux. — Comment ? lui dis-je. — Oui, je veux ; c'est moi qui suis là, et je me souviens maintenant d'un tas de choses très anciennes ; tous mes souvenirs sont là en avant ; il me semble aussi que j'ai eu deux existences ; dans l'une j'ai grandi sans m'en apercevoir, comme une machine ; je dormais ou je rêvais, je ne sais pas au juste ; je suis venue chez vous et là je suis redevenue toute petite (en effet, en retrouvant sa sensibilité elle a eu une fois une régression de sa personnalité jusqu'à l'âge de 3 ans) et petit à petit j'ai grandi de nouveau ; vous m'avez reconstruite par morceaux ; j'ai commencé à vivre comme les autres doivent vivre, comme j'aurais dû toujours vivre, mais je n'y suis pas habituée et ça me sera très difficile de vivre ainsi : je vois trop de choses nouvelles à la fois ; je me rappelle aussi trop de choses, enfin, maintenant je suis bien moi ; je n'étais, avant, qu'une machine faisant tout ce que les autres voulaient. Aujourd'hui, je vis, je suis moi, j'ai une volonté. » A ce moment elle ouvre les yeux et se réveille seule sans que je lui aie dit un seul mot. »

Le Dr Comar conclut ainsi :

« J'ai déjà eu l'occasion de décrire une grande partie de ces phénomènes (réactions générales de la resensibilisation), je n'y insisterai donc pas aujourd'hui. Je ferai seulement remarquer les trois phases bien distinctes de ce retour vers l'état normal : 1° lorsque dans l'état d'hypnose cette malade retrouvait la sensibilité de chacun de ses organes en particulier, elle en faisait la description exacte et en décrivait même la constitution anatomique (ainsi que je l'ai expliqué pour son cœur et ses vaisseaux), semblant suivre cette description sur elle-même, voyant chacun de ses organes en elle-même ; 2° lorsque, ayant retrouvé sa sensibilité périphérique et viscérale, elle en est arrivée à celle du cerveau, elle m'a décrit (en sentant son cerveau postérieur) tout son organisme de façon plus schématique et cette fois *en extériorisant tout son être, le voyant devant elle dans tout son ensemble*; 3° finalement, tout cet être une fois constitué, elle a eu la sensation de tout son système nerveux, et cessant en même temps de voir son propre corps devant elle, elle a rapporté à elle-même toutes les sensations éprouvées et cela au moment précis où elle sentait son cerveau antérieur, ne parlant plus alors des différents organes, mais ayant pour la première fois conscience de sa propre personnalité; et ne parlant que des phénomènes psychiques, mémoire, volonté, idée du *moi*.

Le Dr Comar ne voulut tirer aucune conclusion, ni proposer aucune interprétation de ces phénomènes. Ce n'est qu'après mûre réflexion, après les avoir soumis à la plus sévère critique au point de vue des conditions dans lesquelles ils s'étaient produits, qu'il se décida à les publier tels quels.

Si étonnants qu'ils fussent au premier abord, ces phénomènes ne me parurent pas tels à la réflexion. Ils n'étaient, en effet, en quelque sorte que le degré le plus intense de ce que j'avais signalé dans mes recherches sur la genèse et la nature de l'hystérie, quand j'avais établi les sensations liées aux diverses phases du retour de la sensibilité dans les organes anesthésiés. J'ai montré que, d'une part, dans ce cas le sujet a connaissance des modifications qui se produisent dans ces organes, et qu'il peut agir volontairement sur ses muscles lisses et sur ses sécrétions, pendant qu'il est subconscient ; et que, d'autre part, les organes qui recouvrent leur sensibilité — c'est-à-dire dont le centre cortical reprend son activité — présentent des réactions sensitivo-motrices d'ordre général d'abord, puis d'ordre spécial à chaque organe, de façon que le sujet reconnaît cet organe et le sent dans sa situation et ses dimensions d'une manière vague et gênante, jusqu'à ce que, par le retour complet de la sensibilité, il ne le sente plus isolé du reste de son organisme et n'en ait plus conscience séparément.

Mais si j'avais signalé ces faits, qui se produisent d'une façon constante dans le réveil cérébral des hystériques, jamais je ne les avais vus poussés à ce point de donner au sujet la notion de la structure intime, microscopique même, de ses organes. Je suis convaincu aujourd'hui que j'ai dû passer plusieurs fois à côté de semblables cas.

Je n'avais qu'à attendre qu'il s'en présentât un spontanément pour l'observer. Mais ils sont rares et l'attente fut assez longue. Je n'y songeais plus quand il en tomba un sous mon observation, qui est peut-être le plus complet de tous. Je le rapporterai, en copiant les notes prises au jour le jour et à mesure que les phénomènes se déroulaient sous mes yeux, de manière à éviter toute amplification imaginaire consécutive.

IV. — Il s'agit d'une jeune fille de vingt-deux ans, Jeanne, grande hystérique depuis l'âge de quinze ans, prise pour une tuberculeuse et soignée comme telle à cause d'une toux persistante, de fièvre par accès, de points douloureux de la poitrine et d'anorexie. Elle se mit à un moment à avoir des contractures persistantes des jambes et parfois des bras, des crises de pseudo-angine de poitrine et des attaques hystériques franches qui l'amenèrent enfin à se faire traiter pour son hystérie, qui était seule en cause ainsi que la suite le démontra. Insomnie complète, anesthésie généralisée, points douloureux très forts, crises, contractures, anorexie tenace, amnésie, hallucinations visuelles et auditives, etc., c'était le tableau complet de la grande hystérie, et de ce que j'ai appelé le vigilambulisme hystérique. Elle était arrivée à cet état d'une façon progressive après divers incidents de sa vie qui l'avaient fortement impressionnée, et à la suite de chacun desquels elle s'était aggravée. Au début ce fut une exaltation mystique avec une religieuse du couvent où elle était ; puis une chute de cheval où elle avait failli être tuée ; ensuite une sorte d'attentat à la pudeur, non consommé d'ailleurs et probablement grossi dans son imagination, mais dont elle gardait une terreur extrême et une honte invincible ; enfin la mort de son père qu'elle adorait, bientôt suivie d'une opération grave que sa mère avait dû subir et qui pouvait mettre ses jours en danger.

Réveillée de son vigilambulisme par la restauration progressive de la sensibilité dans l'hypnose, cette jeune fille paraît suffisamment rétablie pour pouvoir reprendre la vie de famille. Cependant elle n'a pas repris, tout en mangeant convenablement, son appétit ; son sommeil est encore souvent troublé, et quoique sa sensibilité paraisse redevenue presque normale, elle la perd avec une trop grande facilité ; de plus elle n'a pas retrouvé le goût de vivre. On constate que toutes ses fonctions se font au minimum.

Elle est obligée de se remettre en traitement au bout de deux mois. J'entreprends alors de réveiller plus profondément sa sensibilité, et particulièrement sa cénesthésie et sa sensibilité viscérale. C'est alors seulement que j'observai pour la première fois des phénomènes d'autoscopie, qui avaient d'autant plus de valeur chez cette jeune fille que, auparavant et alors que je n'y songeais pas, j'avais pu me rendre compte qu'elle ignorait totalement la structure du corps humain.

Au cours d'une séance de réveil de la sensibilité, alors qu'elle avait recouvré celle des membres inférieurs, elle arrive au ventre. Tout à coup elle se plaint d'une douleur vive à gauche, qui la fait replier sa cuisse sur l'abdomen et lui fait crisper le visage. Je lui demande ce qu'elle a. « C'est un tube qui me fait mal. — Quel tube, dis-je ? — Il va de là à là (elle me montre avec la main le trajet de l'ovaire à l'utérus). — Qu'est-ce qu'il y a dans ce tube ? — Rien en ce moment. — Quand donc y a-t-il quelque chose ? — Quand je suis indisposée (règles). — Qu'est-ce qu'il y a alors ? — Du sang. — Comment donc le voyez-vous ? — En moi. — Oui, mais comment ? devant vos yeux ? comme si c'était une personne ? — Non. — Dans votre tête ? en imagination ? — Non ; comme si j'avais des yeux dans le ventre ; je le *sens*. »

Elle voyait par conséquent la trompe gauche.

La douleur cesse au bout de quelque temps. Alors elle se détend. Mais tout à coup nouvelle douleur au bas-ventre. « Qu'est-ce que vous avez encore ? — C'est une peau qui bouche le tube d'en bas : elle se tend, elle va éclater. — Qu'est-ce que c'est que cette peau ; comment est-elle ? — Mince ; elle ferme le tube, répond-elle. — Quel tube ; qu'est-ce qu'il y a dans ce tube ? — Rien en ce moment : c'est quand je suis indisposée, le sang qui coule. »

Elle vient de décrire le vagin et l'hymen. En même temps elle éprouve une vive douleur à la tête, au vertex, dans le point que j'ai indiqué comme siège du centre des organes génitaux. La douleur est bientôt suivie des sensations de tiraillements et d'écoulement de liquide frais qui accompagnent le retour de l'activité des centres cérébraux engourdis. Toute douleur s'apaise alors dans le ventre. Elle a le sentiment que tout s'y remet en ordre, et elle cesse alors de voir les tubes dont elle vient de parler.

Mais, continuant le réveil de la sensibilité de l'abdomen, elle se plaint bientôt d'une nouvelle douleur, cette fois au niveau de l'ovaire gauche, et elle s'écrie : « Oh ! un petit sac qui va éclater ? — Un petit sac ? lui dis-je du ton de quelqu'un qui ne comprend pas. Qu'est-ce qu'il y a dedans ? — Des... des petits... grains..., ça se tend, ça va éclater. — Comment est-il gros, ce sac ? — Il n'est pas gros. — Mais encore ; est-ce comme un œuf ? — Non, plus petit. — Comme un œuf de moineau ? — Non, plus gros. — Comme une noix, une amande ? — Oui, oui, une amande. — Et les grains ? — Il y en a des petits et des plus gros. »

Il est à remarquer que parmi toutes les comparaisons de volume de l'ovaire elle a choisi justement celle qui est classique. Mais non seulement elle voyait son ovaire, elle voyait aussi les ovules qu'il contient. Il faut remarquer en outre que ce n'est que du côté gauche, le côté douloureux, celui où elle avait eu de la contracture de la jambe, qu'elle voit ainsi ses organes du bas-ventre en en recouvrant la sensibilité.

Mais ce n'est pas tout. Bientôt, dans la même séance, elle ressent une nouvelle douleur, cette fois au milieu du ventre, en bas. Elle y sent encore un tuyau petit, mais très épais. « C'est ça qui saigne quand je suis indisposée, dit-elle. » Il lui semble qu'on l'enfonce en elle comme un coin. Elle a de nouveau mal au sommet de la tête (centre génital près du centre des membres inférieurs). Elle me dit alors : « Tout ça était raide et ça tenait avec mes jambes ». A ce moment elle « voit » ses jambes et « ses pieds avec les orteils ».

Elle se sent bien alors et me dit que ça coule dans

sa tête. Elle me précise le point avec le doigt et dit : « Je n'ai qu'une petite tête là. » En effet, c'est le seul point avec la zone rolandique des membres inférieurs qui soit sensible.

Une fois qu'elle sent tout son bas-ventre, je la réveille par souffle sur les yeux. Elle s'aperçoit tout de suite que ses jambes sont bien et que son ventre n'est plus le même, qu'il est plus souple, plus mou, ce qui l'étonne. Elle sent aussi sa tête bien, mais dans un seul point, celui qui a recouvré sa sensibilité.

Le lendemain, s'étant un peu fatiguée et son ventre étant redevenu un peu douloureux et moins sensible, je l'endors pour lui faire une nouvelle séance de resensibilisation. Elle recommence à sentir, mais très rapidement, son bas-ventre. Après quoi elle sent dans tous ses membres de petits tuyaux qui se dilatent : « Ce sont sans doute les veines, dit-elle ; il coule quelque chose de chaud dedans... c'est sans doute du sang... oui, c'est le sang. — C'était donc serré que ça se dilate ? — Oui, mais je ne m'en apercevais pas. — Depuis quand est-ce serré ? — Depuis que j'ai eu peur de cet homme (allusion à l'attentat à la pudeur dont elle a été victime)... ça s'est serré en bas, et dans la tête ça a fait un trou (centre cortical correspondant aux organes génitaux qui s'est arrêté de fonctionner). Maintenant elle sent « un petit morceau de sa tête comme un morceau de cervelle de veau ; ça n'a pas la forme de la tête, ça n'est qu'un morceau de la tête, avec des plis ; elle ne voit pas le reste ». La sensibilité du crâne est revenue précisément à ce niveau, surtout à gauche.

Repassant la scène du soi-disant attentat, elle me dit qu'elle a senti dans son ventre le tube du milieu (l'utérus) s'allonger et se tordre et rester serré, ainsi que tout le ventre. Depuis c'est toujours resté ainsi, sauf en 1898, à un moment où elle allait à bicyclette. Mais ça reprenait la nuit, comme si on lui tordait le bas-ventre.

A partir de ce moment s'est produit en elle un changement moral. Tout ce qui se rapporte dans les livres à l'amour lui fait mal et horreur. Auparavant c'était tout le contraire : elle se pâmait presque. Maintenant c'était à la fois du bien et du mal que cela lui faisait, comme une contradiction entre deux choses, et elle sentait, en même temps qu'un bien-être général, une douleur dans le bas-ventre.

A plusieurs reprises, en recouvrant sa sensibilité abdominale, qu'elle reperdait un peu sous une influence ou une autre entre deux séances, elle revit ainsi son ovaire gauche, la trompe, l'utérus. Et chaque fois il est à remarquer que lorsqu'elle arrivait à la sensibilité normale, qu'elle n'éprouvait plus de gêne dans le ventre, elle oubliait complètement ce qu'elle avait vu ainsi, et ne comprenait plus ce que je voulais lui dire quand je lui demandais ce qu'étaient devenus les tubes, les tuyaux, les petits sacs dont elle m'avait parlé.

Cette malade avait de la toux hystérique qu'on avait regardée comme due à de la tuberculose pulmonaire et pour laquelle on lui avait fait des pointes de feu, et on l'avait envoyée dans le Midi. Un jour, restaurant sa sensibilité respiratoire dans l'hypnose, elle se met à tousser et tout à coup s'écrie : « Oh ! là (elle met la main sur sa poitrine à gauche) j'ai comme une branche de corail ; il y a deux petits champignons où l'air ne veut pas entrer. » Je lui demande pourquoi elle ne sent pas de branche de corail (c'est-à-dire son arbre bronchique) à droite : « Mais je ne peux pas, me dit-elle, parce que j'ai de l'air qui me vient. » Puis elle met la main sur son cœur : « Oh ! ça va bien, mon cœur, je sens du sang qui entre dedans ; oh! (elle gémit douloureusement) il y a quatre petits oreillers qui me pèsent dans mes côtés. — Qu'est-ce que c'est que ça? — Je ne sais pas, c'est du sang, du sang qui m'entre... ça crève... des petites, de toutes petites boules... oh, ces petites boules elles veulent passer. — Où ça? — Maïs dans un tuyau. — Comment cela? — Mais ce sont des boules qui veulent passer, des petites boules de sang qui passent sous mon cœur... Voilà maintenant des petites boules de sang qui me montent dans un tuyau... c'est chaud... ça fait mal... ça vient jusque-là (elle montre son cœur...) ça remonte d'une grande chose qui est pliée là (elle montre son ventre) cette chose repliée est sans doute l'intestin) ça entre dans le cœur... Je sens la chose en corail qui se tire ; il faudrait gratter ça ; je voudrais de l'air froid qui déboucherait tout ça (elle fait de profondes inspirations). Tout ça me tient dans ma tête, cette espèce de grande chose qui est repliée, repliée là (elle montre son ventre). — Qu'est-ce qu'il y a dedans? — Il y a, je ne sais pas comment ça s'appelle... des petites bouches. — A quoi servent-elles ces petites bouches? — Je ne sais pas. »

Il semble bien qu'il s'agisse de son intestin et des orifices des glandes.

De nouveau elle ressent mieux encore, et très rapidement, ses trompes, ses ovaires, l'hymen : « Oh ! je ne vois plus rien dans le corps que cette petite peau ;... ça s'élargit et ce tuyau tordu (l'utérus) veut se remettre tout droit... Tout se calme, je sens comme de l'eau chaude là dedans (bas-ventre ; sensation habituelle à la fin du retour de la sensibilité)... Et ma tête, elle est bien... oh! mes bras, mes jambes, ils sont à leur aise. » Son cœur est devenu plus grand, mais la branche de corail existe toujours. J'insiste pour qu'elle sente encore davantage. Elle frémit de tout le corps et sent comme un liquide froid qui coule dans sa tête, tandis que ça brûle dans l'intérieur du corps. Peu à peu le corail devient plus petit ; il y a moins de branches, puis il n'y a plus qu'un petit endroit bouché (en haut du poumon), il y a comme des granulations où l'air ne peut pas entrer. Elle dit n'avoir jamais senti de branche de corail à droite ; or, de ce côté l'auscultation n'a jamais révélé de modification respiratoire, tandis qu'à gauche on avait cru trouver des signes de tuberculose. « Le petit coin s'est bouché il y a un mois ; je l'ai senti en dormant chez moi, après une crise, mais c'était déjà poussé ; c'est les petites choses de mon rhume (les mucosités) qui n'ont pas la place de passer parce que c'était serré dans ma tête. — Sentez mieux, dis-je. » Elle tousse : « Mais ça tient à la corde. — Quelle corde ? — Mais en corail ; il y a des endroits où il y en avait en tuyaux et d'autres en cordes... Oh ! ma tête, si elle pouvait rester comme ça ; c'est trop bon ! » Elle toussaille et sent en même temps comme du liquide qui coule dans sa tempe gauche (centre cortical respiratoire) : « C'est bon, dit-elle, mais c'est ça qui voudrait toujours se boucher. »

Dans une autre séance où je la fais recouvrer sa sensibilité dans tout le corps, arrivée à la fin et sur le point de se réveiller, elle s'écrie tout à coup : « Ah ! qu'est-ce que vous me faites faire ; qu'est-ce que ces tuyaux où ça coule dans mon cou ? (ses vaisseaux)... oh ! je vois mon squelette ! — Comment cela ? — Je sens ce qui s'y attache, je pourrais dire toutes les dimensions des choses qui sont en moi. — Et la tête ? — Je sens l'intérieur de ma tête. — Comment est-il fait ? — C'est des tas de petites choses qui remuent ;

oh ! je vois ma figure de dedans ; c'est affreux, je la reconnais pourtant ; c'est comme si je la voyais sous la peau par derrière. » Elle en arrive à ne plus voir que l'intérieur de son front et sent alors « toutes ses idées en place, claires et fortement associées ; son cerveau plus solide et plus résistant ».

Quelque temps après elle a ses règles et éprouve une émotion qui, bien qu'agréable, la trouble et lui fait perdre un peu sa sensibilité. Je l'endors et lui dis de la recouvrer elle-même par les exercices habituels. Elle s'étire les membres, le tronc. Elle sent sa trompe gauche bouchée et le sang qui ne passe pas (en effet ses règles se sont presque arrêtées). Quand la sensibilité est redevenue normale, qu'elle n'a plus de douleur à la pression et que la paroi abdominale a sa sensibilité normale, elle ne sait plus de quoi il est question quand je lui parle du tuyau par lequel elle désigne sa trompe. Je reviendrai plus loin sur cet oubli rapide.

Peu après elle se met à sentir dans son front des « petits trous ». « Ils sont très petits, mais je les vois plus gros ; je ne les vois pas, non, mais je les sens. — Qu'est-ce qu'il y a dedans ? — Des petits fils qui s'entrecroisent, comme un tissu. — Quelle forme ont-ils ? — Avec des angles, des pointes. — Où y en a-t-il ? — Là (elle montre le centre du front). — Seulement là ? — Oh ! quand ça revit ça ramène des tas d'images, des souvenirs qui voudraient aller rejoindre les autres. — Où ça ? — Au même endroit, je sais bien, mais il me semble que c'est ailleurs. — Qu'est-ce que ça fait quand ça revit ? — C'est ça (elle montre son front) qui est engourdi ; ça se tend : c'est des souvenirs que j'ai perdus qui veulent revenir ; c'est ça qui s'est endormi. Oh ! ces yeux (ceux de l'homme qui a commis un attentat sur elle) qui m'endorment ; il m'a dit : il faut...

Comment suis-je allée dans cette maison ; j'ai cherché pourtant à me secouer... oh ! je m'endors. »

Elle passe la main sur son front, rejette la tête en arrière, se cambre les reins, puis brusquement se détend et dit : « Des petites machines qui se sont ouvertes par ici. — Qu'est-ce que c'est que ces petites machines ? — Des petites machines qui dormaient. — Qu'est-ce qu'il y avait dedans ? — Un petit trou, rond avec des pointes. — Quoi, un pinceau ? — Comme des aiguilles ; les petites chambres[1] (ce sont les petits trous de tout à l'heure) qui dorment sont collées ; elles sont resserrées. — A quoi servent-elles ? — Elles servent pour que je pense ; ces petits coins-là ça se serre et ça se détend continuellement comme une machine en vibration, excepté celles qui dorment et qui restent bien tranquilles. — Où sont donc les images dont vous me parliez ? — Dans les petits trous ; quand les petites pointes commencent à bouger, à vibrer, ça fait venir l'image devant mes yeux ; quand l'image vient je ne vois plus de petit trou, ça prend tout le front, mais je sais qu'elle est là dedans puisque c'est de là qu'elle sort... mais les images tiennent par des fils ici (elle montre son occiput au niveau des lobes optiques) parce que quand elles dorment je ne sens rien là ; mais quand elles vont venir avec les couleurs, je sens que ça tire derrière, et par devant ça commence à marcher sur place, à remuer, à vibrer. »

N'est-ce pas bien les cellules cérébrales auxquelles se rapportent ces paroles ? Elle continue à se détendre, son visage est calme, reposé : « Je ne vois plus qu'une chose molle en dedans de mon front ; je sens comme

1. Toutes les malades qui recouvrent leur sensibilité cérébrale parlent de même de petites cases, de petites boîtes qui se mettent en ordre en même temps que leurs idées s'éclaircissent.

des courants en dedans ; c'est dans cette chose molle que sont ces petites chambres. — Y en a-t-il beaucoup ? — Oh ! tellement ! — Y en a-t-il une grande épaisseur ? — Il y en a plusieurs couches. — Toutes de même taille ? — Non, il y en a de plus ouvertes... Oh ! ça recommence à marcher ! (elle remue la tête en la secouant rapidement et la rejetant en arrière)... les petites chambres que je ne voyais pas qui se mettent à marcher ; ces petites-là, c'est écrasé, ça n'a plus de forme ; ça n'a plus la forme des autres... oh ! ce petit sac dans mon ventre à gauche qui est écrasé (ovaire) ; ça tire dans ma tête, là (vertex, au point que je considère comme le centre génital). — Quel rapport ça a-t-il, ces deux choses, dis-je ? — Si ça ne s'était pas mis à marcher là (elle montre son front) ça n'aurait pas dérangé ça (centre génital). — Qu'est-ce que vous voyez ? (Elle a le visage contracté comme si elle avait peur.) — Toujours ses yeux ; il faut lutter contre ; ils m'endorment. »

Elle se raidit. En même temps que son centre génital se remet en activité elle voit donc la scène qui l'a émotionnée autrefois et son ovaire qui y correspond. C'est un des nombreux exemples démontrant le mécanisme de l'idée fixe dans l'hystérie, où elle est la conséquence et non la cause de l'état fonctionnel.

Mais bientôt elle s'écrie : « Oh ! cette vitesse ! — Quoi donc ? — Le tremblement des petits trous ; ils tremblent tous pour rattraper les autres qui ont continué de marcher pour que tout soit ensemble ; ça ne se faisait pas quand ça dormait. » — Elle a une détente générale et un air de béatitude ; elle fait de larges inspirations : « Il n'y a plus de petits trous ; j'ai comme de l'eau fraîche qui coule dans le front. — Qu'est-ce qui coule ? — Rien, mais ça me paraît froid en comparaison d'avant ; quand ça cesse d'être trop dur (le cerveau) ça paraît froid. »

J'insiste pour qu'elle sente encore mieux. Elle secoue sa tête rapidement, fait de larges inspirations : « Oh ! il y a comme deux petites bouches dans mon côté gauche, où il coule du sang ; ça s'ouvre et ça se ferme ; dans l'une il en sort et dans l'autre ça entre (en même temps elle appuie sa main sur le vertex, au niveau du centre cardiaque. Sont-ce les valvules du cœur qu'elle sent ?)... ça fait mal dans mon côté... ça s'ouvre, c'est bon ; ça me chatouille à gauche en dedans ; j'ai froid là dedans (elle se met à tousser et se frotte la tempe gauche au niveau du centre cortical respiratoire selon moi) : elle se gratte ensuite toute la tête et frémit de partout : « Oh ! tout s'écoule (retour de la sensibilité cutanée complète). — Et dans la tête ? — Ça fait un grand bruit, tout ça se met en branle. — Quoi ? — Là dedans (elle se tient la tête) je ne peux plus penser, j'ai peur, je ne sais pas ce que ça me fait, c'est très drôle (elle halète, serre son front dans sa main, se raidit puis se détend). — Et maintenant, dis-je ? — Où sommes-nous ? je ne sais pas d'où je sors ; je sais seulement que je suis avec vous, c'est comme si je sortais d'un trou et de plusieurs choses à la fois... oh ! ce qu'elle est légère, ma tête !... oui, de plusieurs choses à la fois dans ma tête... (elle se détend à plusieurs reprises) c'est drôle ce que je vois à présent, je pourrais me dessiner sans me voir. — Comment cela ? faire votre portrait ? — Oh ! non, les choses que j'ai dans le corps. — Par exemple ? dis-je d'un ton incrédule. — Voyez cette large chose (elle prend sa gorge) qui descend, où l'air passe, qui s'en va en plusieurs branches et rameaux... et puis comme un sac (estomac qu'elle m'indique du doigt) et par ici (ventre) comme un tuyau replié sur lui-même, et ici (bas-ventre) comme un triangle et de chacun des coins deux tuyaux plus longs que mon doigt et de chaque côté deux petits sacs... je ne sais pas dire, mais je saurais le dessiner... c'est en moi tout ça ?... et puis un autre petit canal comme un sac qui finit en pointe... et puis je vois comme des cordes par-dessus, comme une étoffe, c'est mou, mais pas très... oh ! mais il y en a de plus petites qui sont sous ma peau... c'est creux, je sens quelque chose qui coule dedans... ah ! c'est du sang... ah ! ça coule partout... je peux voir la place de mes os... je sens du sang dans tous mes doigts, il remonte, et il m'entre dans la poitrine. — Et dans la tête, que sentez-vous ? — Je sens plutôt une chaleur ; c'est bon ; ça n'est pas plus chaud que tout à l'heure, mais c'est parce que j'ai ces petites choses (les trous, les chambres) qui sentent la chaleur... oh ! ces grosses cordes-là (carotides sur lesquelles elle met le doigt ; les cordes de tout à l'heure étaient donc des vaisseaux aussi)... oh ! je suis bien, j'ai soif, ça tire là (estomac) ; c'est ça qui me donne faim... ah ! mais j'ai le truc pour respirer... à présent je ne vois plus que mon sang. — Comment est-il ? — C'est comme des petits globules. — En avez-vous vu des images ? — Oh ! non, quelle horreur ! je ne voudrais pas... ils courent dans les bras et les jambes dans de petits canaux. — Et le liquide, quelle couleur a-t-il ? — Je ne peux pas voir parce qu'il n'y a pas de lumière. — Et les globules ? — Non plus. — Comment les voyez-vous ? — Je les vois dans l'ombre. — Quelle forme ont-ils ? — Ce n'est pas exactement rond. — Alors ? — Mais elle ne me répond pas, s'étire, soupire, passe la main sur son front et dit : « Je voudrais bien me réveiller. — Qu'est-ce qui vous tient endormie ? — C'est le front. — Qu'est-ce qui y est donc encore ? — Rien, mais la force me manque. Ce qui me fatigue c'est que mes pensées, je les pense avec tout mon corps, vous allez rire, avec mes mains, mes pieds, tout mon corps. — Enfin, c'est dans le cerveau ? — Oui, mais tout mon corps va avec mon cerveau ; quand j'ai une pensée, je la pense dans ma tête, mais je la sens partout. »

Elle me dit que tout est réveillé ; elle passe la main sur son front ; tout s'éclaircit ; elle ouvre les yeux, les referme, me regarde sans avoir l'air de me reconnaître, referme encore les yeux, fait un effort général de tout le corps, se raidissant, puis se détendant brusquement et se réveille alors tout à fait bien et tout à fait normale.

Une autre fois encore elle me présenta des phénomènes analogues à la suite d'une légère perte de sensibilité et d'une séance de resensibilisation, mais d'une façon très rapide et bien plus incomplète.

Cette jeune fille a donc, dans des conditions que nous aurons lieu de préciser plus loin, pu se représenter ou pour mieux dire même, *voir* ses vaisseaux, son cœur, son sang, ses poumons et ses bronches jusqu'aux vésicules pulmonaires, ses intestins, ses ovaires, ses trompes et l'utérus avec le vagin et l'hymen, ses muscles et ses tendons, son squelette y compris celui de la face, et enfin son cerveau. Et elle n'a pas seulement eu connaissance des formes extérieures et de la structure macroscopique de ces organes. Il en est comme l'ovaire et le cerveau où elle a décrit leur constitution microscopique.

Pendant deux ans cette jeune fille se porta très bien, quand sa mère tomba gravement malade. Il fallut lui apprendre qu'elle mourrait à brève échéance. A cette nouvelle, elle perdit sa sensibilité et eut tendance à se contracturer comme autrefois. Depuis quelque temps déjà, elle dormait très mal, se levant chaque nuit à plusieurs reprises pour soigner sa mère, très inquiète et voulant le dissimuler. Ne pouvant se représenter que sa mère mourût, découragée des efforts médicaux (il s'agissait d'un cancer du sein qui se généralisait) elle trouvait que tout l'abandonnait et que ce n'était plus la peine de lutter pour elle seule, toutes idées qu'elle avait eues autrefois et qu'elle n'avait plus depuis sa guérison. Elle n'avait plus d'appétit, et quoique se forçant à manger, maigrissait. Je l'endors et lui fais recouvrer sa sensibilité, sans aucune pensée d'expérimentation ou d'observation quelconque d'ailleurs. A la fin de la séance j'insiste pour qu'elle sente bien son estomac. Elle y a aussitôt des contractions, puis éprouve un frisson, et s'écrie : « Oh ! toutes les petites choses qui vont vite ! » — « Quelles choses, lui dis-je ? » — « Je ne sais pas, elles s'ouvrent et se ferment ; c'est tout tout petit, il y en a des milliers. » — « Comment est-ce fait ? » — « C'est comme des petites bouches. » — « Où est-ce ? » — « C'est en dedans de mon estomac, je ne sais pas dire, moi. » Puis ces sensations disparaissent ; elle a des gargouillements dans l'estomac qu'elle sent se creuser. Enfin elle se sent tout à fait bien et elle se réveille comme d'habitude.

N'est-ce pas la description des embouchures des glandes de l'estomac qu'elle m'a faite là ? Et n'est-ce pas à rapprocher de l'observation du Dr Comar, où son sujet voyait son estomac et les petits plis de la muqueuse « où il y avait des petits grains avec des orifices » ?

C'est cette jeune malade qui fait l'objet de l'observation X de l'autoscopie externe, démontrant ainsi le rapport étroit qui lie les deux formes d'autoscopie. Elle représente d'ailleurs toutes les variétés de l'autoscopie, car elle eut de l'autoscopie spéculaire, de l'autoscopie interne, et de l'autoscópie interne extériorisée, si je puis dire, quand elle voyait ses organes comme si elle se regardait de l'intérieur de son corps.

V. — Voici un autre cas, moins complet, mais qui n'a pas été moins net à un moment donné. Il s'agit d'une grande hystérique de vingt-six ans, G..., avec anorexie invétérée, vomissements, crises de divers ordres, et plongée depuis plusieurs années dans un vigilambulisme complet. Le début datait d'ailleurs de la petite enfance, car, au cours de sa guérison, elle rétrograda comme personnalité et réviviscence de souvenirs jusqu'au jour où elle fit ses premiers pas. Ce qui avait contribué à l'aggraver singulièrement dans les dernières années, c'étaient d'une part des émotions génésiques contre lesquelles elle luttait beaucoup moralement, et deux attentats à la pudeur auxquels, il faut bien le dire, elle n'avait opposé qu'une résistance assez faible. Mais elle les avait cachés à sa famille, et ayant été un peu poursuivie par les individus qui en avaient été les auteurs, elle vivait dans une crainte continuelle.

Je l'endormis avec la plus grande facilité, comme toutes les vigilambules complètes d'ailleurs, puisqu'elles sont en réalité en état de sommeil hystérique les yeux ouverts, et lui fis progressivement recouvrer sa sensibilité. Elle était presque au bout de sa régression de personnalité et de sa restauration des sensibilités générale et spéciales, et je ne songeais nullement à rechercher chez elle de phénomènes d'autoscopie dont elle ne m'avait présenté aucune ébauche. Un jour, étant endormie pour ressentir les organes du bas-ventre, elle me dit à un moment donné qu'il lui semble qu'il y a quelque chose de gros qui veut sortir. Je n'attache que peu d'importance à cette sensation que j'ai signalée autrefois comme une de celles qui s'observent au cours de la resensibilisation de l'utérus. Mais après quelques mouvements du bas-ventre, G... me dit qu'elle voit dans le bas-ventre du côté droit comme une betterave ou un gros œuf qui voudrait sortir. Je lui demande des explications : « C'est dans le tuyau où on fait des injections, vous savez, c'est long comme ça (elle me montre son index ; c'est donc son vagin qu'elle désigne ainsi) et puis il y a quelque chose qui ferme, comme une peau qui est en travers, comme ça, inclinée (elle me montre la position exacte de l'hymen) et au-dessus, dans le tuyau, il y a cette affaire qui voudrait sortir ; ça pousse dessus. — De quelle couleur est cette betterave ? — Elle est blanc mat ; c'est comme une peau épaisse comme le doigt qu'il y a dessus... Ça va faire un grand trou quand ça va sortir..., mais je ne peux pas l'empêcher maintenant. » Elle continue à faire des efforts expulsifs et tout à coup : « Oh ! ça fait drôle là ; ça dure le temps d'un éclair ; ça élance ; ça part du côté droit au-dessus de la hanche, ça descend en bas, et ça remonte à gauche ; ça me fait du bien, ça me fait ouvrir, ça me détend..., je vois tout mon intérieur comme si j'y étais ; je vois ma matrice maintenant ; elle est entre ma vessie et mon intestin. — Vous les voyez ? — Oui, je vois mon intérieur comme si j'étais écorchée. — Est-ce que vous voyez aussi les autres organes comme ça ? — Oh ! oui, j'ai là deux grappes de raisin (poumons) et là il y a une courbe (et elle trace avec son doigt le trajet du gros intestin..., là aussi (elle met la main sur son sein) j'ai des grappes de raisin, mais elles n'ont pas la même forme (glandes), ça fait comme des grains détachés ; dans les grappes de raisin de l'intérieur (poumons) ils sont comme accrochés à la grappe. »

En recouvrant davantage la sensibilité, elle finit par ne plus rien distinguer : « Tout est en place. »

Dans une séance ultérieure, elle ressent son estomac avec toutes les réactions habituelles ; en même temps elle le dessine sur elle. Elle ressent ensuite son appareil respiratoire. Ce ne sont plus deux grappes de raisin qu'elle voit ; c'est un gros tuyau avec deux branches (la trachée et les bronches).

A un autre moment elle secoue sa tête rapidement. Je lui demande ce qu'elle éprouve : « Vous ne savez pas, me dit-elle, j'ai la tête trop petite pour mettre dedans tout ce que j'ai à y mettre. Elle est trop petite pour ce que je pense ; j'ai un gros cerveau, plus gros que ma tête ne peut le contenir ; il pousse contre les os là (elle montre son front) et là (l'occiput) ; il grossit, il est plus gros à droite, je le vois. — Comment ? — Je vois la cervelle, ça fait des petites affaires comme ça (elle dessine des sinuosités en l'air), comme du macaroni mais plus gros..., avec des filaments rouges, comme des petits fils, fins, fins, et ils sont plus rouges à gauche qu'à droite ; la cervelle « rampe » et les fils aussi plus à gauche qu'à droite. — Ça « rampe » vite ?

— Ça dépend, quand j'ai beaucoup à penser ça va très vite ; il y a des endroits où ça va plus vite ; c'est plus rouge aussi ; c'est quand je pense ; à gauche je vois bien ce que je pense, c'est net ; mais à droite j'ai du mal à penser ; il faut que je cherche, c'est comme dans un brouillard. — Qu'est-ce que c'est que ces filaments ? — C'est comme des cheveux ; on dirait qu'il y a du sang dedans ; il y en a beaucoup à gauche et ça remue, mais pas beaucoup à droite. — Voyez-vous des deux côtés la même chose ? — A gauche très net, mais pas à droite, je l'ai très anémié de ce côté-là, mon cerveau. — Comment le savez-vous ? — Je le sens bien, il ne veut pas marcher comme l'autre côté..., je sens très bien que ça me part dans le bras, et la jambe, dans l'œil aussi. — Où est-ce dans le cerveau ? » Elle me montre le côté droit de la tête : « C'est le bras droit et la jambe. » J'appuie alors sur la zone rolandique droite : pas de réaction. J'appuie ensuite sans rien dire sur la gauche : « Oh ! c'est drôle, dit-elle, je me trompe, c'est là mon bras droit, oui (elle y met son doigt elle-même, puis remonte plus haut) oui, et ma jambe là. — Et l'œil ? — Oh ! c'est là (elle met son doigt sur l'occiput).

Dans une autre séance où elle ressent encore plus profondément le ventre elle me dit : « Je vois clair en dedans comme si j'y étais. — Quoi donc ? — Ma betterave (l'utérus), vous savez elle n'est pas rouge, elle est blanche ; elle est ratatinée comme une vieille pomme ; elle est serrée par ma vessie qui est trop grosse ; je serai guérie quand ça aura craqué jusqu'en haut de ma tête (siège que j'ai indiqué pour le centre cortical génital) ; tout est serré et tortillé comme en tire-bouchon dans mon ventre... dans le tuyau à injections (le vagin) il y a quelque chose qui se tend, qui est presque fermé, une petite peau de tambour (hymen). »

Une fois je lui demande si elle voit les autres parties de son corps : « Quand j'y regarde ; je vois dans ma poitrine, dans ma tête, si je veux. — Avec quoi voyez-vous dans le corps ? — Avec les yeux ; c'est comme si j'étais ouverte ; je peux voir ce qui se passe ; dans le ventre c'est comme si j'avais du verre au lieu de peau, je vois au travers ; dans la poitrine je vois en dedans, ce n'est pas la même chose ; dans la tête c'est reflété comme dans une glace ; je ne vois pas la chose vraie, je la vois comme dans une glace (cela explique que précédemment elle se soit d'abord trompée quand elle m'a dit que c'était du côté droit que correspondaient ses membres droits, et cela démontre en même temps qu'il n'y a pas de supercherie ou de réminiscence, mais que le sujet juge d'après ses impressions actuelles). — Que voyez-vous dans la tête ? — Le cerveau — Comment ? — Comme si je voyais tout autour et puis au dedans ; je le vois qui remue : plus je pense, plus il remue vite ; mais pas le côté droit, il remue moins... les choses que je vois le mieux je les vois devant le front... Quand j'étais petite, pour retenir une leçon j'écrivais mes dates sur le front comme sur du papier et je les revoyais en fermant les yeux. Pour me réveiller à l'heure j'écris sur mon front et je me réveille à l'heure. » (Elle me montre comment, et écrit avec sa main droite à l'envers sur son front ɥ/ɛ ⅃.) Pour le ventre, elle le voit comme si elle était devant ; pour la tête elle m'indique avec la main qu'elle a dans la tête comme un écran sur lequel tout vient se reproduire. « Oh ! je vois bien en moi aujourd'hui, me dit-elle, et je peux bien faire alors ce qu'il faut. »

VI. — Dans le troisième cas que j'ai eu l'occasion

d'observer il s'agissait d'une jeune fille de vingt ans, grande hystérique qui me fut amenée pour des crises convulsives, des attaques d'aboiement, de la toux hystérique, de l'anorexie, et des crises hallucinatoires dans lesquelles elle voyait sa mère morte récemment et dont le souvenir la poursuivait. Mais tous ces accidents n'étaient qu'aggravés par cette dernière circonstance. En réalité, elle était malade depuis l'âge de treize ans, époque de la formation. Elle avait été prise alors d'une passion pour un jeune homme qui fréquentait chez ses parents et qui était beaucoup plus âgé qu'elle. Elle l'aimait non seulement moralement, mais éprouvait près de lui des sensations voluptueuses. Elle ne rêvait que de lui et dans ses crises elle le voyait constamment. Ce n'est qu'après la mort de sa mère qu'elle avait eu des crises où cette mort tenait une place. Elle avait caché à tout le monde sa passion, mais ce jeune homme étant venu à se marier, elle en conçut un grand chagrin et les accidents nerveux se développèrent.

Complètement anesthésique et vigilambule quand je la vis pour la première fois, je la soumis au traitement par réveil de la sensibilité. Je passe sur les phases de ce traitement au cours duquel, dans les différentes séances de réveil, elle rétrograda comme personnalité jusqu'à l'âge de treize ans, date de sa passion. Elle recouvra la sensibilité et le fonctionnement de tous ses organes successivement. Le plus récalcitrant fut l'appareil génital et particulièrement l'ovaire gauche qui était le siège d'un point douloureux très persistant. Elle conserva pendant très longtemps de l'anesthésie du bas-ventre, et tant que celle-ci exista, l'idée fixe de son jeune homme persista aussi. Du jour où la sensibilité commença à reparaître, l'idée du jeune homme disparut. Chaque fois que pour une cause quelconque l'anesthésie survenait, et en particulier à l'époque des règles, l'idée reparaissait immédiatement. C'est un des plus beaux exemples des rapports de l'idée fixe des hystériques avec l'état de la sensibilité organique.

Au cours de la restauration de la sensibilité des différents organes, elle ne présenta jamais d'autoscopie. Au contraire, quand il s'agit de l'appareil génital interne, qui était atteint le plus anciennement et le plus profondément dans sa sensibilité, elle en présenta d'une façon très nette. Tout d'abord elle n'éprouva que les sensations ordinaires de tiraillement, d'écartèlement, de déchirement, de ficelles tirant du ventre dans les cuisses, de nœuds se dissolvant dans le ventre. La sensibilité paraissait même redevenue normale dans le bas-ventre, et l'idée fixe qui y était reliée ne se montrait plus, quand, dans une séance où je cherchais à perfectionner davantage encore sa sensibilité, elle se mit à éprouver des phénomènes qu'elle ne m'avait encore jamais présentés. Elle sent comme un petit sac, un petit ballon qui est au milieu de son bas-ventre, avec des ficelles qui le tirent en bas et des nœuds. Elle ne peut décrire exactement ce qu'elle voit, mais elle dit : « C'est drôle, il me semble que je vois dans mon ventre comme si c'était devant moi, en l'air. — Comment donc pouvez-vous voir dans votre ventre, lui dis-je ? — Je ne sais pas, c'est comme si j'avais des yeux dans le ventre. » A plusieurs reprises dans des séances ultérieures elle eut les mêmes sensations et les mêmes expressions. Jamais elle n'éprouva cela pour les autres parties du corps, pour les autres organes, moins anesthésiés que l'appareil génital. Quand, à la fin de la séance où elle avait eu ainsi l'impression qu'elle voyait l'intérieur de son ventre comme s'il avait été devant elle sous ses yeux, je lui reparlais, au moment de se réveiller complètement, de cette impression, elle ne savait plus de quoi je voulais lui parler.

C'est en somme un cas très atténué et qui n'a de valeur que mis en comparaison avec les autres pour aider à la compréhension de certains points de ces curieux phénomènes.

VII. — Enfin j'ai pu en observer un quatrième cas, qui, par certains côtés, offre un intérêt tout spécial au point de vue des conditions et du mécanisme du phénomène. Il a ceci de particulier qu'il s'est produit à un moment où j'étais loin de m'y attendre et, en outre, que c'est à l'état de veille que la malade l'a éprouvé et non pas comme les précédents au cours de séances de réveil cérébral dans l'hypnose. Il s'est de plus accompagné d'impulsion à dessiner ce que la malade sentait et voyait en elle-même, ce qui m'a donné l'occasion de saisir comment les sujets transforment en réprésentations visuelles leurs sensations cénesthésiques, et comment ils y ajoutent des représentations colorées.

Les circonstances dans lesquelles le phénomène s'est produit ont une assez grande importance.

Il s'agit d'une jeune femme de 28 ans, sujette depuis longtemps à des phénomènes qu'on avait pris pour de la neurasthénie : anorexie, crises d'angoisses avec étouffements et sensations de perte de connaissance, incapacité de travail cérébral, engourdissements des membres, douleurs de tête, points douloureux du dos, du ventre, anesthésie en plaques, insomnie, cauchemars et réveils angoissants quand elle s'endort un peu. C'est une hystérique très caractérisée. Par le repos au lit, la suralimentation, l'isolement, elle recouvre d'abord en grande partie sa sensibilité, retrouve des forces, du sommeil, de l'appétit. Elle fait en outre spontanément sous ces seules influences de la régression de sa personnalité, se rappelant malgré elle son enfance, les personnes d'autrefois auxquelles elle ne pensait plus, oubliant presque son état actuel de femme mariée. Pour compléter ce réveil des fonctions physiques et psychiques je la soumets à la mécanothérapie à l'état de veille, car elle avait une appréhension très grande du sommeil hypnotique. Sous cette influence le réveil s'accentue, son hystérie disparaît de plus en plus. Le sommeil normal est revenu ; l'appétit est excellent; elle est gaie, active, reprend goût à tout, et se rend compte de tout ce qui se passe en elle, alors qu'autrefois tout lui paraissait vague et qu'elle s'en effrayait par cela même. Elle va, en somme, aussi bien que possible et rentre chez elle, paraissant guérie.

C'est une femme d'imagination très vive, qui se représente les choses sous la forme visuelle surtout ; elle a aussi des associations d'odeurs avec ses souvenirs ; tantôt c'est le souvenir qui évoque l'odeur, tantôt c'est l'odeur qui évoque un souvenir. Elle n'a jamais présenté de dédoublement de la personnalité physique, mais à mesure qu'elle est sortie de son hystérie, elle a senti dans sa tête comme deux voix, une à droite de la nuque, qu'elle appelle l'instinct (l'inconscient), l'autre à gauche qu'elle appelle la raison. Ce dédoublement s'est accusé après son retour dans la vie normale. Elle remarque que c'est la voix de l'instinct qui ne la trompe pas, qui lui dit toujours ce qu'elle doit faire utilement. Elle parle très fort, tandis que l'autre parle lentement et avec hésitation. Si elle suit les conseils de cette dernière, elle se trompe toujours. Elle a en somme conscience de son inconscient et ceci n'est pas sans intérêt à remarquer pour nous. Autrefois, quand elle était malade et subconsciente, elle ne pouvait faire de différence entre l'inconscient et le conscient puisque ce dernier n'existait pas. Aujourd'hui elle se rend parfaitement compte qu'elle agit tantôt consciemment par des motifs raisonnés et conscients, ou au contraire inconsciemment.

A la suite de fatigue du bras gauche elle est reprise d'étouffements, de lourdeur et d'engourdissement du bras gauche, et de gêne au cœur. Elle se met à moins bien dormir, elle sent son activité se ralentir, la tristesse l'envahir de nouveau et elle revient se mettre en traitement sous ma direction. Je constate de l'anesthésie du bras gauche, de l'épaule et de la région cardiaque, en même temps qu'une plaque d'anesthésie avec douleur à la pression au niveau du vertex, c'est-à-dire du centre cardiaque cortical. Elle a conservé d'ailleurs sa sensibilité générale du reste du corps, qui paraît normale. Son état général est bon ; le sommeil est plus léger ; l'appétit est moins vif.

Je pense qu'il ne s'agit pas d'une rechute, mais que le travail de réveil du cerveau n'était pas complètement terminé la première fois, d'où la sensation de ce dédoublement moral dont elle n'avait pas osé me parler avant son départ et qu'elle ne m'avoua qu'à son retour. Il n'y avait donc qu'à activer ce réveil du cerveau dans ses parties les plus profondes. Elle consent cette fois à se laisser endormir. Mais je ne la plonge que dans un état d'hypnose très légère, suffisant cependant pour que, lorsque je lui ordonne de se réveiller complètement en l'empêchant d'ouvrir les yeux, elle se mette aussitôt à me présenter toutes les réactions motrices et sensitives habituelles dans le réveil de la sensibilité.

Elle secoue sa tête pendant des heures, s'étire, bâille, etc. A la suite de quelques séances, elle sent sa tête plus libre, plus sensible de partout. En même temps, les deux voix — l'instinct et la raison — disparaissent. Quand elle veut réfléchir, elle m'explique « qu'elle ferme les yeux, descend en elle-même, et qu'elle est surprise de la façon dont elle se rend compte de ses actes et de ses idées ». Elle ne sent plus de dédoublement ; « elle descend directement au fond d'elle-même comme elle ne l'a jamais fait ». Mais en même temps « elle aperçoit de grands changements dans sa manière de voir les choses. Il lui semble qu'avant elle les a toujours jugées superficiellement. Aujourd'hui, au contraire, elle se sent une grande pénétration. Des choses, qui autrefois auraient à peine attiré son attention, provoquent chez elle des réflexions ; elle en cherche le pourquoi et les voit sous leurs divers aspects. Elle ne désire pas voir grand monde ; elle préfère se saisir elle-même tout entière : « car c'est une sensation toute nouvelle pour elle que de se connaître ainsi au fond ».

Par le fait de la restauration de l'activité cérébrale, du réveil cérébral plus complet, plus profond, elle reprend donc de plus en plus conscience d'elle-même. Les hallucinations, qui n'étaient que la manifestation de son dédoublement, disparaissent en même temps. Maintenant tout s'unifie : la continuité de sa personne morale s'établit. Elle peut raccorder ensemble le conscient, qui était le plus faible, avec l'inconscient, qu'elle sentait en elle le plus fort ; elle peut partir de la sensation consciente actuelle pour descendre au fond d'elle-même ; elle parcourt ainsi une échelle beaucoup plus étendue de son moi. Elle se sent parallèlement modifiée dans ses jugements ; son caractère est plus pénétrant ; elle est plus pondérée, plus maîtresse d'elle-même, parce que les motifs lui apparaissent mieux et en plus grand nombre pour les idées et pour les actes.

Elle se croyait libre d'elle autrefois ; elle est étonnée de voir son inconscient marcher seul avec plus de précision et de justesse que sa raison. Aujourd'hui, où tout redevient conscient, elle commence à se croire de nouveau maîtresse d'elle-même et ne plus être une machine comme elle était. Toutefois cette impression que tout marche en elle suivant un mécanisme déterminé lui apparaît nettement, et elle qui est très religieuse, très spiritualiste, ne peut s'empêcher de remarquer : « Mais alors nous ne sommes donc que des machines ! »

Je ne m'étais donc pas trompé en pensant qu'il ne s'agissait pas d'une rechute chez cette jeune femme, mais de la continuation du travail cérébral de réveil complet.

C'est à la suite d'une longue séance, à la fin de laquelle elle s'était réveillée spontanément, qu'elle présenta pour la première fois des phénomènes d'autoscopie interne.

Elle n'osa pas me les confier d'abord, dans la crainte de me paraître ridicule et les raconta d'abord à mon interne.

Voici en quoi ils consistèrent. Il lui semble que dans certaines parties du cerveau — précisément celles où elle avait avant la séance de réveil de l'anesthésie plus ou moins marquée — elle *sent* et *voit* des petits cônes de formes diverses, plus ou moins gros, mais en réalité très petits et tout hérissés de filaments entremêlés. Ces filaments ont une couleur blanc verdâtre ou lie de vin. Ils sont durs, raides, et entourés d'un lacis comme de petites veines très abondantes et très emmêlées. « Qu'est-ce que c'est? lui demandai-je. » — « Je ne sais pas ; c'est une sensation, je crois. » Elle voit cela quand elle ferme les yeux et secoue sa tête pour la réveiller. Tous ces cônes sont rigides, et quand elle secoue la tête pendant les séances de réveil « ils remuent, remuent, puis ils se ramollissent, ils deviennent comme de la gélatine », ils se fondent et enfin disparaissent ; et elle ne voit plus rien. Alors elle se trouve bien et sent sa tête libre et dégagée. Au-dessous de ces cônes se trouve une masse, « c'est ce que j'appelle mon cerveau, dit-elle, c'est inerte ». Pour lui faire préciser je lui dessine la figure suivante en lui demandant si c'est bien cela.

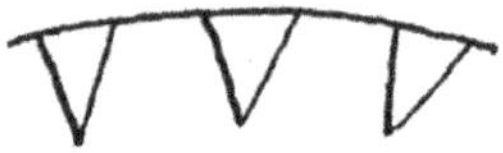

Fig. 1.

Alors elle me prend le crayon et me fait le dessin suivant :

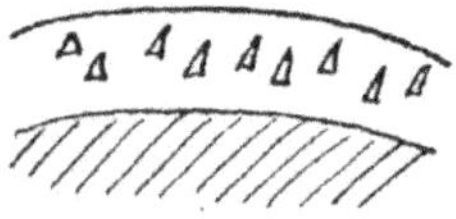

Fig. 2.

Je crois qu'il est difficile de ne pas reconnaître là la structure du cerveau avec son écorce, ses cellules, et sa substance blanche. Il est à remarquer que cette dame, tout en ayant de l'instruction, ne s'est jamais occupée de questions de physiologie ou de médecine. Elle ne connaît du cerveau « que les cervelles qu'elle mange ». Je cherche à lui faire dire indirectement si elle a vu des coupes du cerveau, des descriptions des cellules cérébrales. Mais elle n'en a jamais vu, et d'ailleurs en me parlant de ses petits cônes elle n'a pas cherché à les comparer avec les cellules cérébrales. Bien plus, ce qu'elle me décrit comme étant son cerveau, cette masse inerte au-dessous des cônes, c'est seulement la substance blanche. J'ajouterai qu'elle n'osait me parler de ces phénomènes, et que leur apparition coïncide avec la fin du réveil cérébral, comme c'est la règle dans les autres observations.

Dans une séance ultérieure de réveil général elle éprouve de nouveau de la gêne de la poitrine, des points douloureux à l'estomac, des fausses régurgitations, des spasmes de l'estomac, etc., bref, tous les signes habituels du réveil du centre gastrique cortical, lequel était un des plus anciennement atteints, car ses troubles digestifs et son anorexie remontent à plusieurs années, quoique n'ayant jamais atteint une grande intensité.

Or, le lendemain, après avoir très bien dormi pendant la nuit, elle est obsédée, dès le réveil, par l'idée de dessiner ce qu'elle voit en elle en fermant les

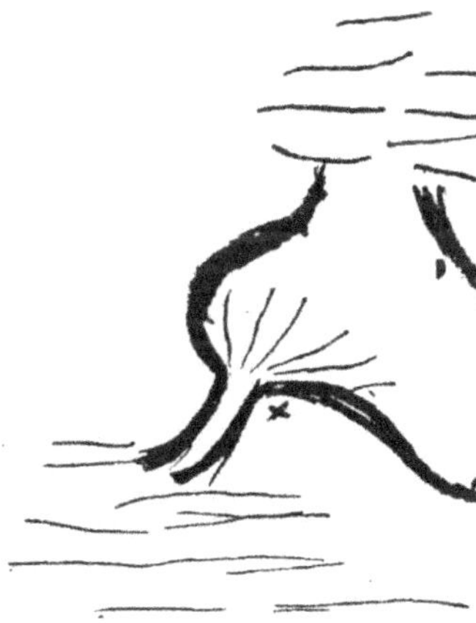

Fig. 3.

yeux et concentrant sa pensée sur elle-même. Elle fait une douzaine de dessins en fermant les yeux et ne les ouvrant qu'un moment pour tracer ce qu'elle voit et sent. Elle fait d'abord des ronds parce qu'elle « voit et sent une boule au milieu d'elle », et elle arrive enfin à ce dessin qui représente un estomac.

Mais elle ne dit pas que c'est son estomac. Elle dit : « Je *vois* ce que j'ai au centre de moi ; ça a des petites boules dedans, comme des petits boutons ; c'est mou, je ne sais pas ce que c'est (ce sont les petits points de son dessin). Je ne sais pas si j'ai bien placé ce *tuyau* (le commencement de son intestin) ; il peut être un peu plus haut, dit-elle. » — Elle me montre le cardia : « C'est là que ça se contracte quand j'ai des renvois ; je ne vois ni le commencement ni la fin de ça (elle m'indique l'œsophage) ; ça ballotte dans moi. »

Je lui demande si elle a vu de quelle couleur c'était : « *J'ai essayé,* dit-elle, de me représenter de quelle couleur c'est ; il me semble que c'est de la couleur du dessous de la langue avec des veines comme ça. »

Cette réponse est une preuve de sa sincérité, si j'avais pu en douter. Elle ne me dissimule pas en effet qu'elle a *essayé* de se représenter la couleur, et elle n'est pas affirmative, il lui *semble* seulement que c'était de telle sorte.

Il est à remarquer qu'elle est intelligente et assez instruite pour avoir vu des figures d'estomac, et qu'elle sait dessiner assez bien.

Or, elle n'a pas dessiné du premier coup un estomac ; elle a été obsédée par le besoin de dessiner ce qu'elle voyait « au centre d'elle-même ».

Et même une fois qu'elle l'a dessiné elle ne

prononce pas le mot d'estomac, ni d'intestin, mais se sert des mots « ça » et « tuyau », comme les autres sujets. En outre elle ne l'a pas dessiné comme on le voit ordinairement dans les livres, mais tel qu'il est réellement situé, tel qu'elle le sent et le voit. Cela l'a soulagée de le dessiner.

A la suite de cette séance, elle a vu aussi de nouveau son cerveau, mais dans un seul point, sur le dessus, au vertex. Or, dans cette région, on observe une zone d'hyperesthésie douloureuse, comme cela arrive toujours quand la sensibilité revient, et avant qu'elle ne soit tout à fait normale. Elle me dit à ce propos : « Je vois cela comme dans un liquide ; on n'a pourtant pas d'eau dans la tête, et je ne vois cela que où je souffre. »

Je l'interroge sur la façon dont elle peut voir en elle, et voici notre dialogue textuel à propos de sa vision de l'estomac : — « Comment donc voyez-vous cela ? » — « Mais, en moi. » — « Oui, mais comment, comme avec vos yeux ? » — « Oui, je vois et je *sens* aussi. » — (Elle s'arrête, ferme les yeux, fait le geste de palper un objet entre ses mains.) Quand je prends un objet dans les mains les yeux fermés, en même temps que je le sens, je le vois ; eh ! bien, c'est la même chose. »

Je ferai remarquer que c'est là l'interprétation que j'avais donnée du phénomène dans mon article de la *Revue philosophique*, composé avant d'avoir observé cette malade.

A la suite d'une autre séance de réveil, elle me raconte qu'elle a vu la forme de son estomac et que la *peau intérieure* n'est pas comme la peau, mais lisse et luisante. — « Et la couleur, comment l'avez-vous vue? lui dis-je. » — « Mais, comme je voyais l'estomac. » — « Mais vous me disiez que vous vous le représentiez, que vous le voyiez comme on voit un objet qu'on palpe les yeux fermés, que vous le sentiez plutôt ; alors, comment voyez-vous la couleur? l'avez-vous vue spontanément comme la forme ? » — « Ah ! non, c'est *à force d'y penser* que j'ai essayé de voir la couleur, et je n'ai trouvé comme ressemblance que le dessous de la langue. »

C'est donc par une sorte d'amplification de son imagination, par un besoin de compléter sa représentation visuelle, qu'elle donne une coloration à cette représentation visuelle, comme elle traduit sa sensation cénesthésique sous une forme visuelle aussi.

Quelque temps après elle m'en donna une nouvelle preuve à propos de son cœur. Comme elle en souffrait, je le lui avais fait ressentir. Le lendemain de la séance elle me dit : « Il m'est arrivé quelque chose qui m'a fait bien peur hier soir. Je ne sais comment vous expliquer cela, il me semblait sentir mon cœur hors de la poitrine, comme si je l'avais tenu dans mes mains (et elle en faisait le geste en même temps), c'était comme une masse rouge, sanglante : je sais bien que ça n'était pas, mais j'en avais la sensation ; c'était très désagréable et ça m'a bien duré une heure, avant de m'endormir ». Quoique moins précis que pour l'estomac, le phénomène est bien le même.

Cette observation est des plus intéressantes car elle éclaire d'un jour nouvau la question de la manière dont les sujets transforment leurs sensations cénesthésiques en représentations visuelles, et comment ils peuvent dire qu'ils voient la couleur des organes qu'ils se représentent.

Des observations nouvelles du Dr Comar sont venues apporter de nouveaux éclaircissements sur ce côté de la question, et montrer en même temps qu'il s'agit bien de sensations parties des organes eux-mêmes, agissant dans ce cas à la façon d'organes de tact.

Mais je veux, auparavant, signaler trois autres cas, l'un dû au Dr Buvat [1], et l'autre au Dr Vial (de Marseille) et que le Dr Bain, élève du Dr Comar, a rapportés dans son intéressante thèse : *L'Auto-représentation chez les hystériques* (1903), en y ajoutant un cas personnellement observé par lui.

VIII. — Voici l'observation du Dr Buvat. Le seul reproche qu'on pourrait lui faire c'est que son sujet se sert de termes trop techniques, mais cela s'explique par ce fait qu'elle a vécu assez longtemps avec un pharmacien, qui l'a du reste rendue morphinomane comme lui. Mais quand on

1. L'auto-représentation organique ou hallucinations cénesthésiques chez les hystériques, *Gazette des hôp.*, 25 novembre 1902.

la rapproche des autres cas, les soupçons que pourrait inspirer cette manière de s'exprimer s'évanouissent d'eux-mêmes, tant l'identité des réactions est complète avec ce qu'on rencontre chez tous les sujets ayant présenté de l'autoscopie.

Célestine, vingt-neuf ans, entre à Villejuif le 25 juin 1901, dans le service de M. Briand, avec les certificats suivants : « Dégénérescence mentale avec morphinomanie depuis douze ans, bizarreries, étrangetés, désire être guérie de sa passion pour la morphine. »

(Garnier).

« Dégénérescence mentale avec morphinomanie, dépression mélancolique et tendance au suicide. »

(Magnan).

La malade ne dort jamais.

Anorexie à peu près complète, si ce n'est pour la salade vinaigrée, le poivre; la mémoire est lente et incertaine, le regard est fixe, le champ visuel paraît très rétréci; la malade sursaute au moindre appel. La morphine a été supprimée le 21 juin sans entraîner de réactions pénibles. Anesthésie complète et profonde de toute la région frontale ainsi que de toute la moitié gauche du corps, à droite anesthésie en manchettes, et zones d'hypoesthésie alternant avec des zones d'anesthésie franche. Nous trouvons de nombreux points douloureux dans les fosses iliaques, derrière les malléoles, les têtes des péronés, à la racine des cuisses, sur les adducteurs, médio-dorsaux : la pression à leur niveau provoque l'esquisse de l'arc-de-cercle. La malade respire difficilement, elle a un poids sur la poitrine ; sa respiration paraît très superficielle, les réflexes rotuliens sont très exagérés ; la menstruation est irrégulière.

Voici les détails qu'elles nous a donnés sur son enfance, au moment de la sortie, alors qu'on pouvait la considérer comme guérie.

Dans ses antécédents, il y a une double hérédité névropathique et tuberculeuse. Grand'mère suicidée, mère morte tuberculeuse, père hystérique mort tuberculeux. Trois sœurs hystériques.

Dès l'âge de six ans, elle rêve beaucoup, elle a des crises somnambuliques qui l'obligent à quitter la pension. Elle revient chez elle et, là, elle présente des colères si brusques, des bizarreries telles, que le médecin n'hésite pas à ranger ces manifestations dans le cadre de l'hystérie.

A neuf ans, sur une observation de sa mère, elle veut se suicider en se jetant par la fenêtre ; elle est envoyée à la campagne, chez sa grand'mère, elle assiste au suicide de cette dernière : la première crise apparaît à cette occasion.

Elle retourne chez sa mère, elle a dix ans ; sa mère meurt ; le jour de la mort, la malade ne peut pleurer, mais elle se sent très mal à l'aise ; lorsqu'on met sa mère dans le cercueil, elle comprend qu'elle ne la reverra plus, elle tombe brusquement à la renverse et ne revient à elle que le troisième ou quatrième jour.

A partir de ce moment ses souvenirs sont un peu confus, elle sait seulement qu'elle ne veut plus écouter personne, pas même son père qui songe à la placer dans une maison de correction ; le médecin s'y oppose.

Réglée à onze ans ; à l'âge de quatorze ans, elle devient la maîtresse d'un pharmacien, jusqu'à quatorze ans et demi. Ce dernier la quitte parce qu'elle est trop nerveuse, il craint de le devenir à son contact. Ce pharmacien l'a habituée à la morphine, ils se piquaient mutuellement ; après leur séparation la malade conserve l'habitude de la morphine ; elle en prend à une certaine époque $1^{gr},50$ par jour ; c'est pour faire traiter sa morphinomanie, qu'elle s'est présentée à l'infirmerie du Dépôt.

Le 20 juillet elle est remise de sa démorphinisation et nous commençons à traiter ses accidents hystériques par la méthode de Sollier.

Nous faisons exécuter au pied droit des mouvements passifs d'extension et de flexion ; pendant les manœuvres la malade s'endort spontanément, et continue seule les mouvements que nous lui faisons exécuter. Toute la série des réactions décrites par Sollier et les auteurs qui ont employé sa méthode, se déroulent ; nous ne nous attarderons pas à les relater. Nous lui faisons récupérer ainsi ses membres inférieurs par segment. Le 26 juillet 1901 nous commençons l'abdomen ; par la pression au niveau d'un point situé dans la fosse iliaque droite, nous provoquons l'hypnose ; nous engageons la malade à réveiller tout son abdomen ; la malade présente les réactions caractéristiques, ce sont des mouvements de va-et-vient du ventre qu'on observe dans la crise complète, mais qui sont là limités à l'abdomen, comme dans une crise partielle. Comme nous l'engageons à sentir plus, à réveiller tout à fait son abdomen, tout à coup la malade, qui jusque-là poussait quelques gémissements, s'écrie : « Comme c'est drôle le ventre... une pointe en os... puis l'utérus qui correspond aux ovaires..., l'utérus est fendu, il est un peu ovale, rose rouge.... il y a un boyau derrière l'utérus, un gros boyau, c'est sale, c'est sale, c'est pour les matières, il aboutit à l'anus, c'est dégoûtant, ça fait mal au cœur de voir ça... » puis la malade se tait. Nous nous assurons de la sensibilité, nous trouvons une anesthésie complète et généralisée à tout le corps, les plus fortes piqûres n'entraînent aucune réaction alors que le bas-ventre est le siège d'une sensibilité exquise. « Réveillez plus encore. » Au bout d'un instant, la malade repart : « Oh ! ce tas de boyaux, ce qu'il y en a à droite, ils ont l'air mieux portants, plus clairs, la peau n'est pas terne, ils n'ont pas la même couleur, il y a de petits vaisseaux rouges avec du sang ; de petits vaisseaux blancs, ils se tiennent tous ensemble, et ils ne sont pas de la même couleur... il y a une petite peau fine imperceptible qui couvre tout ça... il y a de l'eau qui se promène parmi tous ces boyaux, il y en a qui ont une drôle de forme, ça forme des petits ronds... pourquoi le côté gauche ne ressemble pas au côté droit, ils sont plus ternes... le côté gauche me fait plus mal, il n'est pas fait comme le droit, c'est terne... C'est quand on respire que ça forme des gros vers... en remontant vers l'estomac le boyau s'amincit... » — puis la malade se tait, elle continue ses mouvements accompagnés de gémissements, encore pendant quelque temps ; — nous lui disons de se reposer, elle reste dans l'hypnose, gardant une sensibilité très marquée de toute sa paroi abdominale et une anesthésie profonde partout ailleurs ; un peu plus tard nous lui disons de réveiller toute sa poitrine, nous appuyons sur son point mammaire gauche : la malade s'étire, se met dans la position favorable pour dilater sa poitrine ; elle fait de grandes inspirations, se plaint de souffrir, puis, au bout d'un instant, elle dit : « Je vois mes poumons... on dirait que j'ai des bêtes qui me rongent du côté gauche, à droite non... mais à gauche il n'est pas entier..., et puis, c'est creux tout ça... c'est vide, ça fait mal... c'est drôlement fait, on dirait de l'éponge. »

Quand nous passons au cœur la malade se plaint de souffrir atrocement dans la région précordiale, son pouls devient rapide et bat à 128. « Sentez plus ! » Tout à coup, s'arrêtant dans un gémissement, elle dit : « ... La pointe de mon cœur est malade, c'est pas gros comme un cœur de mouton... il y a une grosse veine... mais pourquoi le sang ne sort pas par la pointe, il passe tout par en haut (d'un geste elle esquisse la crosse de l'aorte)... C'est pas des veines qu'il y a dedans, on dirait de la petite peau blanche, c'est fin, fin, on pourrait en prendre pour coudre ;... ces fils ne tiennent pas à la chair..., il y en a du sang là dedans, c'est d'un beau rouge foncé... Oh ! comme ça tient après des fils, on dirait qu'il va se balancer, il fait pan pan, mais ce n'est pas le cœur, c'est le sang qui afflue... Ah ! il ne fonctionne pas bien, c'est pour cela qu'il me fait mal... il y a une peau qui recouvre le cœur... et puis ce qu'il y en a de petites veines autour... »

Pendant qu'elle parle, nous nous assurons que la sensibilité est extrêmement fine dans la région précordiale et le thorax, conservée sur l'abdomen, totalement abolie sur le reste du corps. Mais ce que nous ne pouvons rendre en transcrivant fidèlement les propos de la malade dans l'hypnose, c'est sa mimique exprimant tour à tour l'étonnement, le dégoût, la curiosité, et l'expression lente de sa parole comme si elle cherchait les mots pour exprimer ce qu'elle voit.

Nous l'engageons à se réveiller tout à fait, elle accomplit les mouvements encore pendant quelque temps, puis nous dit qu'elle sent bien tout son ventre et sa poitrine, elle s'étire, esquisse une crise et se réveille en se frottant les yeux ; nous la laissons ; un peu plus tard, nous constatons qu'elle n'en a pas la moindre idée ; du reste son instruction est très rudimentaire.

Nous avons continué, les jours suivants, les séances de réveil partiel, et cela pendant plusieurs mois ; la malade reperdait très rapidement la sensibilité retrouvée, de sorte qu'il fallait refaire fréquemment ce qui avait été déjà fait. Jamais plus, elle ne nous a, au cours des séances de réveil consécutives, fait de l'auto-représentation, même quand nous avons travaillé de nouveau à la sensibilité thoracique et abdominale. En septembre, alors qu'elle travaille sa poitrine, elle est prise d'une quinte de toux persistante ; nous appuyons à l'extrémité et un peu au-dessus de la pointe du sourcil gauche dans la région temporale, la quinte de toux augmente, la malade s'écrie : « Vous m'étouffez, vous m'appuyez sur la poitrine, laissez-moi respirer, vous me faites mal... » Quand la quinte cesse, la simple pression à ce point rappelle la toux ; ce fait vient corroborer ce qu'a écrit Sollier sur les localisations cérébrales.

Quand nous en eûmes fini avec le tronc, les viscères et les membres, nous procédâmes au réveil de la tête : nous avons assisté à une régression de la personnalité, non pas en une seule séance, mais en plusieurs, à dix-sept ans en arrière : la malade se retrouvait à l'âge de douze ans, elle revivait toutes les périodes de sa vie mouvementée avec un dédoublement complet de sa personnalité : cela nous entraînerait trop loin de donner, même en raccourci, l'histoire de la malade, histoire à laquelle nous assistions comme si nous avions tenu le récepteur d'un téléphone et écouté la conversation d'un seul interlocuteur : c'était les scènes de la vie d'une pauvre ouvrière, qui se prostitue pour vivre, et qui, malade, s'adonne à la morphine ; compromise dans des vols, elle passe en jugement deux fois, purge à Saint-Lazare, puis à Nanterre, une condamnation à un an de prison ; scènes de famille, scènes d'atelier, scènes avec des amants de passage, heures de prospérité passagères, heures de misère consécutives, la vie à Saint-Lazare et à Nanterre. En janvier 1902 la malade quittait l'asile sur sa demande, très améliorée sinon guérie : elle avait beaucoup engraissé, dormait spontanément la nuit, était active et travaillait. Elle rédigea à notre demande une note, où elle retraçait tous les incidents de sa vie ; cette note contrôlait tous les renseignements qu'elle nous avait fournis dans l'hypnose en retrouvant sa sensibilité cérébrale.

Le Dr Bain ajoute judicieusement les réflexions suivantes dans sa thèse à propos de ce cas. « Si nous avons reproduit le *curriculum vitæ* de cette malheureuse, ce n'est point sans raison. Nous en retirons en effet la conviction qu'elle ne pouvait avoir appris précédemment les détails anatomiques qu'on trouve dans sa description. A part les quelques mots scientifiques (ovaire, utérus) que peut lui avoir laissés la fréquentation de son pharmacien, à l'âge de 14 ans, son instruction nous apparaît comme des plus rudimentaires : ce n'est point du reste en général au contact d'un pharmacien que l'on acquiert des notions anatomiques bien précises. Nous en tirerons plus tard des conclusions contre l'hypothèse d'un phénomène mémorial. »

IX. — Voici maintenant le cas du Dr Vial, qui, pour être moins détaillé, n'en est pas moins très caractéristique aussi, et dans lequel on relève des expressions et des phénomènes qui corroborent absolument tout ce que nous avons vu jusqu'ici. Cette concordance serait vraiment bien singulière s'il s'agissait seulement, comme certains le prétendent, de phénomènes d'imagination, ou de mémoire, sinon même, comme d'autres l'ont même avancé, de supercherie et de comédie.

Mme P..., 32 ans. Antécédents héréditaires chargés au point de vue nerveux.

Hystérie congénitale. Convulsions à l'âge de 1 an. Enfance assez bonne. A 16 ans, à la suite d'une grande frayeur, chloro-anémie classique que Vial n'hésite pas, avec raison, à rattacher à des troubles vaso-moteurs hystériques. Elle se marie à 22 ans. Sa situation de fortune change ; elle tombe dans la misère. Surviennent alors de grandes crises syncopales (hystérie cardiaque). Le mari devient employé dans un théâtre ; cette profession fait surgir chez la malade des idées de jalousie. Ces derniers temps (1900-1901), elle est soignée par plusieurs médecins pour un ramollissement tuberculeux du sommet gauche.

Le Dr Vial fit à sa malade de la resensibilisation progressive sous hypnose. Arrivée au cœur, elle lui dit textuellement ceci : « Je vois là (région cardiaque) deux poches à gauche et deux à droite. Ça ne communique pas de droite à gauche. Du liquide *noir* monte d'ici (région hépatique), va dans les poches de droite, puis vient dans la poitrine et descend dans les poches de gauche. — Tiens! ajoutait-elle, le liquide est devenu *rouge*... »

Pendant qu'elle réveillait son poumon gauche: « Je sens, dit-elle, des cordes qui tiennent mon poumon à la voûte, je les vois, ces cordes qui m'empêchent de bien respirer ; à droite je ne les vois pas. »

« Plusieurs fois la malade accusa les mêmes sensations, et toujours lorsque j'arrivais au même point précis de resensibilisation. En anesthésie ou en réveil, ma malade m'a toujours affirmé ne rien savoir de l'état de son cœur ou de son poumon. »

« Je dois ajouter que chez elle, tout comme chez beaucoup d'autres, j'ai observé maintes fois la sensation du trajet douloureux des nerfs, — du pneumo-gastrique surtout. Il semblait, et toutes mes malades sont unanimes là-dessus, qu'elles avaient une ligne de feu partant de tel endroit pour aller à tel autre, me décrivant ainsi le trajet nerveux, et la ligne de feu cessait lorsque la sensibilité de l'organe était revenue. »

« Je signalerai, ajoute Vial, à propos du travail de resensibilisation de Mme P..., que je n'ai jamais vu de réactions motrices semblables comme intensité et amplitude. De plus, dans son *travail* je l'ai amenée à l'âge de un an ; elle tetait, puis elle a eu sa convulsion à l'aller comme au retour, je veux dire à la régression comme à la progression de sa personnalité. »

X. — Dans le cas du Dr Bain, il s'agit d'une fille de 22 ans, infirmière, atteinte de grande hystérie à attaques, dont le début remonte probablement à la première enfance et qui, au moment où elle fut observée et traitée par lui, présentait les phénomènes suivants. Je laisse la parole au Dr Bain.

Elle est hémi-anesthésique de tout le côté gauche ; hypo-esthésie très marquée à droite. Points douloureux très nombreux disséminés un peu partout. Rétrécissement du champ visuel marqué surtout à gauche. Perte complète de l'odorat, du goût et insensibilité de la muqueuse buccale et pharyngienne. Engourdissement étendu à presque tous les viscères. Ralentissement marqué de toutes les fonctions physiologiques. Anorexie. Constipation. Règles extrêmement douloureuses. Perte complète du sommeil naturel. En revanche, depuis des séances de suggestion elle a pris l'habitude de l'hypnose qui survient chez elle spontanément.

A la suite d'une violente émotion elle ne peut plus faire son travail.

Le 6 août 1902 nous commençons la restauration de sa sensibilité sous hypnose en commençant par le plus urgent, l'estomac. L'anorexie était en effet absolue.

Elle éprouve de la difficulté à réveiller cet organe parce que, dit-elle, il y a des saletés dedans : il y a une espèce de liquide qui a la couleur de l'huile et puis les parois sont couvertes de quelque chose de sale. Je lui ordonne de chasser tout ce contenu par en bas, dans son intestin. « Cela ne passe pas, dit-elle, c'est comme bouché. » En même temps, elle rend une gorgée de mucosités mêlées de bile.

Son estomac une fois vide, les parois lui en apparaissent comme brûlées.

Autour de son estomac elle voit « quelque chose de gros qui a des branches et qui s'en va je ne sais où vers la poitrine ». Immédiatement après cette première séance elle mange, ce qu'elle n'avait pas fait depuis trois jours.

Le lendemain nous entreprenons la *resensibilisation* du membre inférieur en commençant par le pied gauche auquel j'imprime quelques mouvements forcés. « Ça la la tire et ça lui brûle dans la tête », et elle montre avec le doigt le niveau de la région rolandique supérieure droite. « Réveillez-le plus, lui dis-je. — Les os me font mal, dit-elle. — Combien y en a-t-il ? — Oh ! beaucoup... — Mais encore ?... » Elle compte sur ses doigts : « J'en vois neuf ; j'en vois bien d'autres pourtant, mais je ne les distingue pas. — Regardez-les et dites-moi combien il y en a. » Elle recommence à remuer le pied, ce qui est sa façon de regarder, puis elle me dit, après avoir compté de nouveau : « Je vois bien seize os : mais il y en a encore d'autres : j'ai beau faire, je ne distingue pas les autres. »

Le jour suivant, je lui fais recommencer ce qu'elle a fait la veille, ce qui est vite fait, puis nous abordons le pied droit. Mêmes réactions que pour le pied gauche; mais, avec la meilleure volonté du monde, elle ne distingue ici que 14 os.

En *refaisant* encore son estomac, elle nous montre avec son doigt, sur sa peau, le niveau de son cardia, celui de son pylore et elle me dessine avec son index les contours de son organe avec une dépression, un angle rentrant au niveau de la grande courbure. La vérification de cette disposition anatomique serait intéressante si elle était possible.

Plus tard elle me parla encore de tubes partant de son rein pour venir à la vessie : elle appela du reste ces derniers organes par leur nom et ne me donna sur eux aucun détail.

En faisant son oreille gauche elle me décrivit « une petite peau qui se tendait comme prête à éclater quand elle *poussait* ; derrière cette peau il y avait une espèce d'endroit avec des petits os dedans et ça communiquait avec la bouche ».

Enfin en réveillant son poumon gauche, elle me dit qu'il y avait dans le bas un endroit où l'air ne pénétrait pas. Ce n'était pas de la même couleur qu'ailleurs : c'était « comme séché et il n'y avait presque pas de sang dedans ».

Réveillée, nous l'avons auscultée et percutée sans rien constater de caractéristique. Elle nous dit avoir eu autrefois une fluxion de poitrine et on lui avait mis un vésicatoire à l'endroit indiqué.

Telle est toute l'auto-représentation que nous a présentée cette malade. C'est un cas assez fruste. Interrogée par nous touchant plusieurs autres organes : intestin, vessie, ovaires, utérus, elle nous faisait cette réponse : « *Je vois sans voir ; je ne peux pas dire.* » Nous avons réveillé toute sa sensibilité en une vingtaine de séances. Les premiers jours elle la reperdait facilement et rapidement, mais nous lui avons enseigné à la récupérer elle-même, ce qu'elle faisait en un quart d'heure en se réveillant chaque matin. Au bout de si peu de temps elle mangeait déjà avec appétit, dormait un peu, n'avait plus aucun point douloureux, avait une sensibilité satisfaisante, des règles sans douleur, était plus éveillée, plus alerte, elle accomplissait son service à la satisfaction de ses maîtres.

Deux mois après ce traitement, elle était admise comme infirmière à la Salpêtrière, après avoir subi un examen médical qui n'avait décelé chez elle aucun stigmate d'hystérie.

J'en arrive enfin aux cas extrêmement intéressants du Dr Comar[1].

1. L'auto-représentation chez les hystériques, *Presse médicale*, 17 janvier 1903.

XI. — Une grande hystérique, M..., que je soignais par le traitement mécanothérapique ayant pour but le réveil de la sensibilité, était prise tout à coup de fièvre. La température monta graduellement jusqu'à 40°, la malade n'ayant pour tout symptôme qu'une sensation douloureuse dans la région iliaque droite. Pas de ballonnement du ventre, pas de nausées, pas de vomissements, pas de constipation. Devant l'absence de tout signe pouvant expliquer cette température, je restais dans l'expectation pensant me trouver en présence d'une fièvre hystérique avec péritonisme localisé dans la région cœcale. Je me contentai de prescrire par précaution une alimentation liquide et de la glace en permanence sur l'abdomen. Cet état fébrile dura trois semaines avec défervescence progressive. Au cours de cet état la malade étant dans l'hypnose me parla à plusieurs reprises de la petite peau qui entourait ses intestins et qui était très rouge, surtout à un endroit. Sous l'influence du repos et de la glace, les phénomènes s'étant amendés, la malade se releva, mais ne reprit pas une alimentation normale. Par prudence, je la laissai au régime liquide lorsque, au bout de quelques jours, les mêmes faits se reproduisirent avec des symptômes cette fois plus nets, nausées, ballonnement abdominal, constipation, douleur lancinante au niveau de l'appendice et fièvre dont voici la courbe (fig. 4).

Le jour où la fièvre atteignit 40°, je fis mettre la malade dans des bains frais. Les mouvements provoqués occasionnèrent une exacerbation de la douleur et amenèrent le troisième jour une crise paroxystique au cours de laquelle la malade me dit qu'elle voyait la petite peau plus rouge que la première fois, que surtout le petit bout de l'intestin était très malade. Je profitai de son état d'hypnose pour la questionner et lui demander ce qu'elle voyait ainsi. « Je ne vois pas bien le petit bout, je ne sais pas où il finit. — Pourquoi ne le voyez-vous pas? — Je ne peux pas le voir parce que je ne le sens pas ; mon intestin et la peau qui l'enveloppe, je les vois parce que je les ai sentis, mais ce petit bout-là, je ne l'ai jamais senti. — Eh! bien, dis-je, sentez-le. » Elle fit des mouvements abdomi-

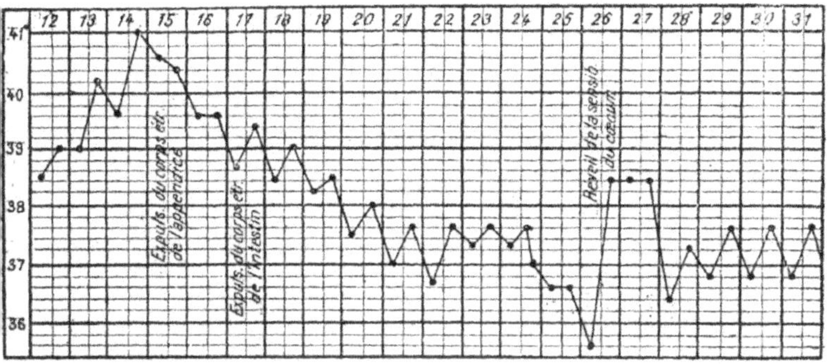

Fig. 4.

naux accompagnés de vives douleurs et entrecoupés de cris et de paroles que je transcris. « Ah ! mais, ça va percer, mais c'est très mince ; la petite peau colle, elle est double et, entre ses faces, il y a une sorte de liquide sale et épais, ça se colle et ça se décolle quand je remue, mais ça va tout arracher, c'est comme quand on a un mal blanc au doigt, ça suppure, c'est ça qui me donne cette fièvre et tout autour de ce point-là c'est rouge, toute la petite peau est rouge dans tout le ventre, mais surtout du côté droit. — Sentez plus... » Les mouvements augmentent, les phénomènes douloureux paraissent plus intenses et elle me dit : « Oh ! le petit bout est plein de saletés ; ah ! que c'est sale ! mais il y a longtemps que c'est là dedans tout ça. C'est ça qui m'a fait mal et ça ne peut pas sortir. — Sentez plus. — Ah ! je vois le bout maintenant. » Elle fait un mouvement plus vif et s'arrête tout à coup en poussant un cri : « Ah ! ça me pique. — Quoi donc ? — Mais il y a quelque chose dans le bout. — Quoi ? — Je ne vois pas très bien, car c'est entouré d'un tas de saletés : mais ça me fait très mal, je n'ose plus bouger, j'ai peur que ça ne crève. — Quoi ? lui dis-je. — Mais le petit bout ; il y a dedans quelque chose de pointu qui a irrité, mais c'est entouré de saletés et je ne vois pas bien ce que c'est ; alors si je remue, j'ai peur que la pointe ne fasse percer mon intestin. — Eh ! bien, lui dis-je, continuez à sentir en allant doucement et en faisant attention à ce que ça ne perce pas. » Elle continue alors à faire doucement et comme avec précaution les mouvements abdominaux qu'elle avait faits jusqu'alors pour sentir son intestin et me dit tout à coup : « Mais, ça remue, tout le petit bout de l'intestin se tortille comme un ver, et ça fait remuer ce qui est dedans, ça se déplace... ça remonte... Mais ça m'écorche en passant... ah ! ça sort du petit bout, c'est dans le gros intestin ! »

Elle continue à faire quelques mouvements et s'arrête « parce qu'elle a trop mal au ventre ». Je jugeai inutile de pousser plus loin ce jour-là, craignant, puisque la malade s'arrêtait d'elle-même, d'amener des accidents plus sérieux, et jugeant préférable de la suivre plutôt que de la guider. N'ayant pas la preuve que ce qu'elle disait était faux, je jugeai, ne fût-ce que par prudence, devoir l'admettre comme vrai. Le soir, la température non seulement n'avait plus augmenté, mais elle avait baissé de deux dixièmes. Le lendemain je mettais néanmoins la malade dans l'hypnose et lui demandai si elle voyait toujours son intestin. « Oui, me dit-elle, et la petite pointe qui me faisait mal est toujours au même endroit qu'hier. — Eh ! bien, lui dis-je, réveillez votre intestin. » Elle fait alors de nouveaux mouvements et me dit que tout son intestin remue, que la petite pointe se déplace et que les saletés qui sont autour sont moins épaisses. — « Sentez plus. » Elle me dit un instant après : « Je commence à voir mieux, mais je ne vois qu'un bout, on dirait un morceau d'os, c'est pointu à une extrémité et plus large à l'autre, ça a environ un centimètre. » Elle m'indique alors comme situation dudit objet la région correspondant au côlon transverse. — « Sentez plus. » Les mouvements continuent... « Où le voyez-vous maintenant ? — Là, montre-t-elle avec son doigt, en indiquant la fosse iliaque gauche. — Vous êtes sûre ? — Mais je le vois très bien. — Eh ! bien, alors, arrêtez-vous et ne cherchez plus à sentir. » Et aussitôt je lui fis administrer un lavement d'eau, pendant qu'elle était encore endormie. Je fis filtrer les matières rendues, et je trouvai dedans un petit morceau d'os de forme et de dimensions ci-dessous.

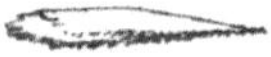

Fig. 5. — Fragment d'os sorti de l'appendice.

Le lavement expulsé, je demandai à la malade si elle voyait encore sa petite pointe. « Mais non, me dit-elle, elle est partie avec l'eau que je viens de rendre. »

A partir de ce jour la température baissa progressivement. La malade, questionnée à diverses reprises dans l'hypnose, me déclara successivement que la petite peau (le péritoine) était moins rouge, que les saletés qui en collaient les deux surfaces disparaissaient petit à petit. Elle semblait suivre jour par jour la diminution de l'inflammation péritonéale et la résorption de l'exsudat. Il n'y eut une légère élévation de température que le jour où je lui fis retrouver la sensibilité de tout le cœcum ; peut-être ce jour-là avais-je ramené un peu d'inflammation péritonéale à l'endroit qui avait été le plus atteint, au niveau de l'appendice.

Tout en prévoyant et en réfutant les objections qui peuvent être faites à propos de ce fait, le Dr Comar insiste avec raison sur l'aspect de la courbe de température de sa malade, courbe qui ne rappelle en rien la fièvre dite d'auto-suggestion. Puis il aborde le fait suivant relatif à la même malade.

« Un jour, après avoir mangé à son repas une bombe glacée, cette malade m'accusa une sensation douloureuse dans l'estomac et me dit elle-même (elle ne cherchait donc pas à me tromper) qu'elle croyait avoir avalé quelque chose, mais n'en était pas certaine (je fais remarquer ici que cette malade avait alors de l'anesthésie de sa muqueuse buccale et pharyngienne). Je l'endormis aussitôt et lui demandai si réellement elle avait avalé un corps étranger. « Oui, me dit-elle, je le vois, il est dans mon estomac, c'est un petit morceau de plomb. — Comment, lui dis-je, voyez-vous que c'est du plomb ? — Ah ! cela je ne le vois pas, mais c'est lourd, cela ne surnage pas dans mon esto mac, et en faisant des mouvements, j'ai du mal à le faire remuer ; alors comme j'ai mangé ma glace et que j'ai failli avaler un morceau du moule, je suppose que ça en est un autre que je n'ai pas vu et que j'ai avalé. Mais ce que je vois très bien, c'est la grosseur de cette petite pointe et sa forme. Elle a un centimètre de long environ et est plus pointue à une extrémité qu'à l'autre ; elle est dans mon estomac. — Eh ! bien, lui dis-je, n'ayez pas peur, ça s'en ira tout seul. » Et je la réveillai. Le lendemain je la rendormis. Je lui demandai dans l'hypnose si le petit morceau de plomb avalé était parti et si elle le voyait toujours, lui disant qu'il devait être maintenant dans l'intestin. « Non, il est encore dans mon estomac ; il était trop lourd, il s'est seulement déplacé et il est tombé entre deux petits plis, il ne bouge plus, il ne remue un peu que quand je fais de grands efforts... »

Je ne dis rien à la malade et je lui fis avaler séance tenante un gramme d'ipéca, étant toujours endormie. Je restai auprès d'elle et un quart d'heure après elle vomissait devant moi le petit morceau de plomb en question de forme ci-dessous et correspondant bien à la description faite par elle.

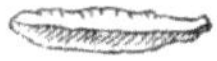

Fig, 6. — Petit morceau de plomb vomi.

Questionnée ensuite, elle me répondit qu'elle ne voyait plus rien.

A quelque temps de là, le Dr Comar interrogea cette malade sur la façon dont elle voyait ce qui était en elle, corps étrangers et organes. « Les voyez-vous comme vous voyez avec vos yeux quand vous regardez un objet ? — Ah ! mais non ; je les vois, mais pas de la même façon. D'abord ça me fatigue beaucoup plus dans la tête que lorsque je vois avec mes yeux. Quand je veux arriver à voir une place en moi, les nerfs de la partie que je veux voir me tirent à la partie correspondante de ma tête. — Qu'est-ce que vous voulez dire ? — Eh ! bien, toutes les parties de mon corps ont une partie correspondante dans ma tête. Si l'une dort, l'autre dort aussi. Ainsi vous savez bien que quand je sens mes jambes, ça me tire derrière ma tête ; mon cœur, ça me tire au milieu de ma tête ! Eh ! bien, si je veux voir mon cœur, il faut que je le sente en même temps dans ma tête. Je ne vois un organe que s'il se réveille en même temps dans ma tête : autrement, je le vois très mal et même, s'il est bien engourdi, je ne le vois pas du tout. — Donc quand vous ne sentez plus un organe, quand vous avez fini de le sentir, vous ne le voyez plus ? — Ah ! si, quand je l'ai déjà senti bien, je le vois encore, mais moins. Il est vrai que c'est très curieux ce qui se passe alors : je le vois sans le voir, on dirait que je me rappelle plutôt l'avoir vu. Mais toujours, quand je veux regarder en moi, ça me fatigue beaucoup. — Mais voyez-vous les couleurs ? — Je ne sais pas, il me semble que oui. Ainsi, quand la petite peau de mon ventre (péritoine) est irritée, je vois bien qu'elle est rouge. Quand j'ai uriné du sang, je voyais bien que dans ma vessie, c'était du sang qu'il y avait et pas autre chose... Tout ce que je sais bien, c'est que quand je regarde un point de mon corps, ça me tire tout de suite dans ma tête. »

XII. — La seconde observation est tout aussi intéressante et se rapporte également à un corps étranger ingéré.

La malade dont il s'agit avait avalé, au mois de mars 1902, une épingle, qu'elle avait mise dans sa bouche, étant endormie. Tous les efforts, toutes les tentatives pour la lui faire rendre avaient échoué, ou bien l'épingle avait été rendue à l'insu de la malade et avait passé inaperçue ; ses selles avaient été surveillées, examinées, pendant plus d'un mois ; puis la malade ne se plaignant pas, on avait cessé la surveillance et il n'avait plus été question de l'épingle, si peu question que, lorsque l'on m'avait amené la malade quatre mois plus tard pour les accidents hystériques qu'elle présentait, on ne m'avait même pas parlé, ni elle, ni les siens, de l'incident de l'épingle.

Il s'agissait cette fois encore d'une grande hystérique vigilambule chez laquelle je n'hésitai pas à employer la méthode de traitement qui m'avait donné de si bons résultats. Cette malade présentait en particulier la manie d'avaler dans l'hypnose tous les menus objets qui lui tombaient sous la main. Un jour (octobre 1902) où je lui disais, au cours d'une séance, de réveiller la sensibilité de son intestin, de le sentir, elle s'arrêta tout à coup, en disant qu'elle ne pouvait plus continuer « parce que ça la piquait ». Je pensais qu'elle traduisait ainsi une des manifestations douloureuses causées par le réveil de la sensibilité et j'insistai. Elle fit encore quelques mouvements et s'arrêta de nouveau en disant que « ça lui faisait réellement trop mal, que ça la piquait trop. — Quoi donc ? — Je ne vois pas bien, mais c'est pointu, ça doit être une petite épingle que j'ai avalée il y a deux mois. — Sentez plus et faites attention ». Elle fait alors des mouvements moins étendus et moins rapides, localisés surtout d'un côté et me dit après quelques minutes : « Mais je vois très bien, ce n'est pas la petite épingle que j'ai avalée il y a deux mois, c'est celle que j'ai avalée il y a six mois, je la reconnais, mais je croyais bien l'avoir rendue depuis longtemps. — Comment la reconnaissez-vous ? Vous la voyez donc ? — Oh ! mais oui, elle était beaucoup plus grosse que l'autre et je la reconnais bien ; elle est longue et a près de 3 centimètres, mais elle est piquée dans mon intestin de telle façon qu'elle ne pourra plus partir, et je vois maintenant qu'en faisant des mouvements tout à l'heure, je l'ai enfoncée davantage. Je souffre beaucoup. »

J'interrompis la scène ; ceci se passait un jeudi. Au réveil la malade se plaignait de souffrir beaucoup dans le ventre, d'un côté, et de ressentir une sensation de piqûre très douloureuse ; elle me demanda ce qu'elle avait ou ce que je lui avais fait, et ne parla nullement de son épingle. Je la questionnai alors, lui demandant entre autres choses pourquoi on ne m'avait jamais parlé de ce fait. Elle me répondit que c'était sans importance et que depuis sept mois il devait y avoir longtemps que l'épingle était ressortie. Je la laissai étendue toute la journée avec une alimentation liquide et de la glace sur l'abdomen.

Le lendemain je rendors la malade et la questionne de nouveau. Elle me décrit comme la veille les dimensions et la situation exacte de l'épingle. Je lui demande alors si elle peut la déplacer. Elle fait quelques mouvements et me dit que c'est très difficile, car chaque mouvement l'enfonce davantage ! » Il faudrait, me dit-elle, que je fasse remuer mon intestin en sens inverse, et c'est très difficile. — Essayez. » Elle fait d'autres mouvements et me dit : « Elle bouge, je l'ai fait bouger d'un centimètre, elle commence à ressortir, mais ça saigne et je n'ose plus bouger. »

J'arrête la séance. Journée mauvaise avec hoquet, nausées, sensation de douleur et de chaleur dans l'abdomen.

Le troisième jour je la rendors. Elle me dépeint « tout l'intérieur de son ventre rouge et à l'endroit de la piqûre la tête de l'épingle a fait un petit trou et s'est collée dedans ». Je lui demande de me décrire exactement la situation de l'épingle et si elle la voit assez bien pour me dessiner avec un crayon sa situation. « Oui, dit-elle ». Je lui donne un crayon et du papier, et dans l'hypnose, sans hésiter une minute, elle fait le dessin ci-dessous, m'expliquant que la tête de l'épingle est en haut et qu'elle traverse la paroi intestinale sans cependant en prendre toute l'épaisseur, puis ressort en bas d'un centimètre environ.

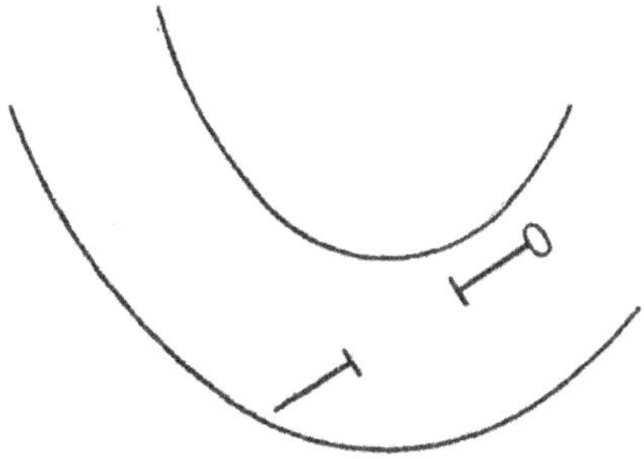

Fig. 7.

Elle prend même son drap de lit et le replie sur son doigt pour mieux m'expliquer comment l'épingle est piquée : « Elle passe, me dit-elle, sous la petite peau mince qui entoure l'intestin : heureusement qu'elle ne la traverse pas aussi ; sans cela mon intestin serait crevé. » (L'épingle est donc piquée dans l'épaisseur de la paroi, elle a traversé la muqueuse et la musculeuse, respectant la séreuse, et, un centimètre au-dessous, elle ressort dans l'intérieur du tube intestinal, comme le montre bien le dessin de la malade.) Je lui demande encore si c'est dans le gros intestin. « Vous voyez bien que non », me dit-elle en montrant son dessin. Et en effet elle a bien dessiné une anse d'intestin grêle.

Je m'arrête car elle souffre trop. Je la laisse reposer et continue dans la journée l'alimentation liquide et la glace sur l'abdomen.

Le lendemain, nouvelle séance. Je lui dis de faire partir l'épingle de la place occupée. Elle fait des efforts qui paraissent très douloureux et en allant avec beaucoup de précautions. Je comprends à ses explications qu'elle est obligée de faire faire à son intestin des contractions antipéristaltiques. Elle me dépeint toutes les positions successives que prend cette épingle, tous les mouvements qu'elle fait : elle se repique, elle s'accroche, elle tourne, elle bouge, elle se heurte à la paroi, etc... Enfin après un quart d'heure environ, l'épingle est sortie, elle est maintenant libre dans l'intestin. « Mais, ajoute-t-elle, il faut que je la fasse descendre, car elle est restée si longtemps à cette place qu'elle pourrait avoir tendance à y revenir, et j'ai eu trop de mal à la faire partir pour recommencer. »

Elle me dit que « l'endroit de la piqûre saigne un peu et que ça fait une plaie ». J'arrête la séance. Le 5e jour, je recommence ; l'épingle a fait du chemin avec les liquides absorbés par la malade. Elle me dit qu'elle est passée dans le gros intestin. Enfin, le 6e jour, je l'endors et je lui dis de faire avancer l'épingle.

Elle fait toujours des mouvements abdominaux, mais me dit à la fin qu'elle a peur que l'épingle se pique à la fin de l'intestin. Je lui fais administrer un lavement pour en faciliter l'expulsion. Elle me dit à ce moment que l'eau arrive bien jusqu'à l'épingle et l'entraîne, et elle rend enfin cette épingle, qui était bien conforme à sa description, en disant : « Ça y est, elle est sortie ! » L'épingle était dépolie par les liquides intestinaux.

Je réveille la malade, je la lui montre ; elle n'hésite pas une seconde : « C'est bien celle-là », dit-elle.

... Les jours suivants, la malade me décrivit dans l'hypnose les progrès de la cicatrisation de la petite plaie causée par l'épingle : sur l'endroit ulcéré s'était déposée de la sérosité qui s'était transformée en une petite croûte molle très mince. « Il ne faut pas que je mange, disait-elle, car le plus petit fragment de nourriture entraînerait ma croûte et mon intestin serait percé, pas tout à fait cependant, car il y a encore la petite peau qui l'entoure ; mais elle est bien rouge et j'ai grand'-peur qu'elle ne se perce aussi. » Elle se perce, en effet, malgré l'immobilité absolue et la diète alimentaire. Puis, c'est la croûte qui se décolle à moitié, mais qui, heureusement, finit par se recoller. Enfin au bout de quelques jours la cicatrisation s'opère, l'inflammation péritonéale diminue et la malade put bientôt reprendre l'alimentation normale, me disant qu'il n'y avait plus qu'une petite cicatrice et une petite dépression de la paroi intestinale à l'endroit où la tête de l'épingle avait appuyé si longtemps.

Depuis, la malade a repris son travail et ne s'est plus jamais plainte de son intestin.

Interrogée par Comar, comme la précédente, sur la façon dont elle voyait, elle lui répondit textuellement : « Quand je veux voir, je n'ai qu'à suivre les nerfs qui partent du point de ma tête correspondant, et qui descendent dans mon dos et vont enfin jusqu'à l'endroit que je veux voir ; mais je ne les vois pas comme avec mes yeux... Il y a des endroits que je ne peux pas bien voir, il faut que ça parte de ma tête où je le sens en même temps. Quand je sens bien un organe, je ne le vois plus. Ainsi vous m'avez fait sentir mes jambes, je les voyais, je voyais dedans ; maintenant que je les sens bien, je ne les vois plus de la même façon ; je les vois seulement dessus avec mes yeux. Ce que je ne sens pas un peu, je ne le vois pas, il faut d'abord que j'aie trouvé à quel endroit de mon corps et de ma tête est l'organe que je veux voir...

« Mais, quand vous avez vu l'épingle dans votre intestin, comment l'avez-vous vue ? — Je ne sentais pas mon ventre avant, je ne voyais rien ; quand j'ai commencé à sentir, j'ai commencé à voir. Or, un jour, le 17 octobre (c'est, en effet, le 17 octobre exactement qu'elle m'a dit voir l'épingle), j'ai mieux senti mon intestin, alors j'ai bien vu l'épingle en entier. — Vous l'avez vue ? — C'est-à-dire que j'ai senti qu'il y avait quelque chose dans mon intestin. Alors j'ai regardé dans ma tête avec les nerfs de mes yeux, les nerfs qui sont en arrière de mes yeux, et à l'endroit qui, dans ma tête, correspondait à mon intestin, j'ai vu comme une ombre sur un voile, une raie noire ayant la forme d'une épingle, et en même temps que je voyais ça dans ma tête, je le sentais dans mon ventre. »

Et le Dr Comar termine par ces quelques réfléxions sur l'interprétation possible de ces phénomènes si singuliers en apparence et où la vérification expérimentale a été faite de la réalité des sensations éprouvées par les sujets et de leur sincérité. « J'ai transcrit textuellement, je le répète, les paroles de mes deux malades. Toutes deux m'ont, en résumé, dit la même chose. Leurs paroles me semblent fournir une explication du phénomène décrit. Les malades sentent d'abord et interprètent ensuite les phénomènes de sensibilité.

Peut-être y a-t-il cependant un phénomène plus complexe qui reste inexpliqué, et qui a été traduit imparfaitement par ma deuxième malade, me parlant, à propos de l'épingle, de l'impression qu'elle a eue de la projection d'une raie noire sur un voile. Y a-t-il là les éléments d'une autre interprétation de ces phénomènes anormaux ? Peut-être se composeraient-ils alors de deux phases successives dont la première serait certainement un trouble de la sensibilité périphérique transmis aux centres cérébraux, et la deuxième phase une interprétation faite par la malade et où entreraient en jeu la mémoire et les notions secondairement acquises. Il y a là, en résumé, à côté d'un phénomène de sensibilité, anesthésie ou hyperesthésie, un phénomène spécial de cénesthésie cérébrale. »

Tels sont les faits. Il nous reste maintenant à en interpréter le mécanisme et, au préalable, à examiner critiquement les conditions de leur production.

III

EXAMEN CRITIQUE DE L'AUTOSCOPIE INTERNE

J'ai tenu à donner intégralement les observations qui ont été publiées par d'autres auteurs et à reproduire, sans y rien changer, les descriptions des malades que j'ai pu observer moi-même et les conversations que j'ai eues avec elles, transcrites au fur et à mesure, de façon à éviter toute illusion postérieure de ma part sur les explications qui m'étaient fournies.

Examinons maintenant les faits dans leur ensemble.

Cas dans lesquels se rencontre l'autoscopie.

Dans tous les cas rapportés ci-dessus il s'agissait de grandes hystériques (jusqu'ici on n'a vu l'autoscopie que chez des femmes, mais rien n'autorise à penser que cela leur soit spécial), atteintes de manifestations multiples, anciennes, et particulièrement d'*accidents viscéraux*. Dans tous les cas, il y avait des anesthésies très profondes, ou au moins très tenaces, perte plus ou moins complète de la fonction des organes représentés autoscopiquement. Les sujets n'avaient aucune conscience dans l'état de veille apparente, ni dans l'état d'hypnose, des organes intéressés ni de leur fonctionnement. On pouvait dire que ce fonctionnement se faisait uniquement par les centres inférieurs, mais que l'influence des centres corticaux, supérieurs, n'existait plus, soit pour modérer ou accélérer ce fonctionnement, soit simplement pour être impressionnés d'une façon, si faible qu'elle fût, par les modifications organiques résultant de ce fonctionnement.

Il s'agissait donc, en somme, de cas non seulement anciens, mais dans lesquels le trouble fondamental hystérique était très profond. Il est à remarquer en outre qu'il s'était montré chez des sujets jeunes, en voie d'évolution et chez lesquels cette évolution avait été singulièrement enrayée. La généralisation même des troubles hystériques et plus encore leur fixité, prouvent combien l'affection était intense. On ne s'étonnera donc pas que ces phénomènes d'autoscopie soient relativemeut rares, d'autant que la méthode de traitement de l'hystérie (réveil cérébral), qui a permis de les révéler, soit de date relativement récente (1897), puisque les cas où on les a rencontrés sont eux-mêmes assez rares.

Conditions et moment de l'apparition du phénomène.

C'est au cours du réveil cérébral, amenant la restauration de la sensibilité en même temps que le retour de l'activité organique, que s'est montrée d'abord l'autoscopie interne. J'avais cru que ce n'était que pendant le sommeil hypnotique, au moment même où se produisent les réactions diverses qui accompagnent le réveil cérébral. Et de fait c'est le plus souvent ce qu'on observe. Mais le dernier cas que j'ai rapporté (obs. VII) montre au contraire que le phénomène autoscopique peut parfaitement persister après que le sujet est sorti de l'hypnose, si les centres corticaux sous la dépendance desquels se trouve l'organe aperçu ne sont pas encore complètement réveillés, ou même en dehors de l'état hypnotique, mais toujours sous l'influence du réveil de la sensibilité cérébrale.

Mais il est deux points à mettre en évidence. Le premier, c'est que malgré le nombre aujourd'hui considérable des cas où le réveil cérébral s'est produit avec toutes les réactions motrices, sensitivo-sensorielles et intellectuelles que j'ai décrites dans mes ouvrages sur la genèse et sur le traitement de l'hystérie, malgré l'intensité de certains de ces cas, je n'ai rencontré que très rarement l'autoscopie vraie, complète, telle qu'elle existe dans les exemples ci-dessus. De l'examen que j'ai fait comparativement de tous ces cas, je crois pouvoir conclure qu'ils étaient plus graves, plus invétérés, d'une intensité surtout plus grande que tous les autres. Et ceci ressort, non seulement de la multiplicité, de l'intensité, de la généralisation des phénomènes morbides, mais surtout de la ténacité de certains d'entre eux et de la longueur du traitement qu'ils ont nécessité. C'est à cette fixité, à cette ténacité de certains troubles fonctionnels qu'on peut mesurer le mieux l'intensité de la maladie, car on peut voir la même multiplicité, la même généralisation des accidents dans d'autres cas où la restauration des fonctions, le retour à l'état normal, physique et moral, se font avec une grande facilité et, une fois obtenus, persistent sans grand effort. Dans tous ces cas au contraire il y avait une fixité des phénomènes et une facilité de récidive, décourageantes parfois.

Il ressort de cette remarque que l'autoscopie ne se rencontre que lorsque l'état hystérique a revêtu un caractère d'intensité et surtout de fixité particulière.

Le second point à considérer est beaucoup plus intéressant et important. C'est celui du moment de l'apparition du phénomène. Rien ne permet de le prévoir chez un sujet. C'est au moment où on s'y attend le moins qu'il se montre. Tous nos sujets se sont comportés de la même façon à cet égard. Après avoir semblé recouvrer complètement leur sensibilité et leur fonctionnement normal, après avoir paru tirés d'affaire définitivement, et n'avoir plus qu'à consolider leur état, tout à coup, au cours d'un réveil cérébral général pour perfectionner tout ce qui peut encore rester un peu au-dessous de la normale, ils se mettent à présenter de nouvelles réactions subjectives et en même temps à décrire certains de leurs organes d'une façon tout à fait caractéristique, non seulement dans leur conformation extérieure, mais encore dans leur structure la plus intime, même microscopique, ainsi qu'on a pu s'en rendre compte par la lecture des observations précédentes.

Il semble donc que ce soit en perfectionnant leur fonctionnement, l'activité de leurs centres corticaux, que le phénomène survienne. C'est comme si, après avoir recouvré une activité des centres corticaux suffisante pour percevoir les changements qui s'opèrent en eux sous l'influence du fonctionnement organique, cette activité renaissait dans toute son intensité, et que le pouvoir de représentation, lié à cette activité dans les limites relativement restreintes mais suffisantes pour qu'il y ait conscience, s'étendait à toute la substance des organes, à toutes les modifications, si infimes soient-elles, qui se produisent au sein de leurs tissus. Il semble qu'il y ait augmentation de ce pouvoir de représentation, à la fois en intensité et en extension.

A la vérité, quand on y réfléchit, il n'y a peut-être pas lieu d'en être si étonné. Tout n'est en somme, au point de vue de notre subjectivité, qu'une question de degré, et il y a peut-être moins de différence entre les perceptions habituellement conscientes et considérées comme normales, très confuses, de notre fonctionnement organique, et celles que nous rencontrons dans le phénomène de l'autoscopie, si nettes et s'appliquant à des éléments anatomiques si fins, qu'entre les différences de degrés de l'activité visuelle, auditive, ou tactile qui existent entre plusieurs individus.

Organes susceptibles de représentation autoscopique.

La lecture des différentes observations prouve qu'aucun organe n'échappe à l'autoscopie. Les suejts ont pu en effet se représenter la disposition et la structure, microscopique dans certains cas, de tous les organes : poumons, estomac, intestin, organes génitaux internes, seins, cerveau, cœur et vaisseaux, muscles et articulations, le sang lui-même. Chez tous, ce sont les organes qui avaient présenté les troubles pathologiques les plus marqués qui ont été l'objet des phénomènes d'autoscopie les plus complets, les plus délicats.

Il n'y a du reste aucune raison pour que tous les organes ne soient pas susceptibles d'autoscopie, car il est bien certain que tout l'organisme est relié à la corticalité, que tous les points de cet organisme sont projetés sur l'écorce et que celle-ci renferme des centres de perception, et de représentation par conséquent, tenant sous leur dépendance toutes les fonctions organiques. C'est là une conception universellement admise aujourd'hui et sur laquelle j'aurai lieu de revenir à propos de l'explication anatomo-physiologique du phénomène.

Mode de représentation dans l'autoscopie.

Comment les sujets se représentent-ils les organes qu'ils décrivent ainsi quand le fonctionnement reparaît avec la sensibilité consciente ? Est-ce une sensation visuelle, est-ce une sensation cénesthésique ? Les voient-ils au dedans ou au dehors d'eux-mêmes ?

Il semble tout d'abord que ce soit une sorte de vision intérieure, car les sujets disent qu'ils « voient » réellement. Mais ils ajoutent aussi souvent qu'ils « sentent » ce qu'ils décrivent, comme pourraient par exemple le faire des aveugles. Cette vision est tantôt intérieure, tantôt extériorisée.

L'un dira qu'il a comme des yeux dans le ventre, l'autre dessine dans l'espace avec son doigt ses organes à mesure qu'il les décrit, un autre se voit comme dans une glace, ou bien comme s'il se regardait de dedans, et voit par exemple sa figure par-dessous la peau comme un masque regardé par derrière, un autre encore dira qu'il se voit comme par transparence. Chez le même sujet on peut observer aussi ces différentes manières de « voir », successivement ou simultanément, même pour les différents organes considérés.

Cette diversité me paraît montrer qu'il ne s'agit pas d'un phénomène de vision proprement dite, ce qui d'ailleurs ne se comprend pas, mais d'un phénomène de représentation basé sur les sensations cénesthésiques parties de l'organe, ou pour mieux dire rapportées à l'organe dont le centre recouvre son activité. Ce n'est pas dans le centre visuel que se passe le phénomène, mais dans les centres viscéraux.

Il se produit, à mon avis, quelque chose d'analogue à ce qui se passe quand nous décrivons, les yeux fermés, un objet que nous ne connaissons pas et que nous explorons par le contact. Nous transformons nos sensations tactiles en représentations visuelles, et nous décrivons l'objet d'après cette représentation visuelle. En réalité il n'y a pas de vision proprement dite. De même ici, la mise en activité de nos centres organiques éveille des représentations cénesthésiques que nous rapportons à la périphérie, aux organes eux-mêmes ; ce sont ces représentations cénesthésiques, ordinairement inconscientes et fondues dans la masse de nos sentiments corporels, que nous transformons en représentations visuelles.

Telle était l'explication que j'avais cru pouvoir donner de cette amplification visuelle, si je puis dire, des sensations cénesthésiques, lorsque la clinique s'est chargée spontanément de m'en démontrer le bien fondé. Dans l'observation VII, en effet, la malade s'est servie elle-même de la comparaison que j'avais faite avec ce qui se passe quand nous cherchons à nous représenter, les yeux fermés, la forme d'un objet que nous touchons. Un des sujets du Dr Comar a parlé dans le même sens.

Que le sujet situe sa représentation au niveau de l'organe lui-même qui est en cause, ou qu'il la projette, sous forme d'hallucination en quelque sorte, en dehors de lui, cela n'a aucune importance. C'est une question de procédé mental de sa part, et l'intensité même de la représentation n'y est pour rien. En reprenant la comparaison de tout à l'heure avec ce que nous faisons lorsque nous cherchons à nous représenter un objet inconnu que nous palpons les yeux fermés, nous remarquons que les uns se le représentent à la place même qu'il occupe, d'autres en dehors et sans contact avec eux-mêmes, d'autres enfin tantôt d'une façon, tantôt d'une autre. Ce n'est guère qu'à la fin, quand ils en ont pris une connaissance complète qu'ils en projettent la représentation dans l'espace d'une façon tout à fait indépendante de l'objet lui-même. Il en est de même chez nos sujets qui peuvent présenter tantôt l'un, tantôt l'autre mode de représentation, et qui, à la fin, ont également parfois une autoscopie externe complète.

Ces remarques montrent encore, comme je l'ai déjà dit, qu'entre l'autoscopie interne et l'autoscopie externe il n'y avait aucune différence de nature. C'est une simple question de projection au dehors ou non de la sensation cénesthésique, et de localisation ou de généralisation de cette sensation à certains organes ou à tout l'organisme. Et cela est si évident que, non seulement on peut voir l'autoscopie interne alterner avec l'externe chez le même sujet, mais encore la première se transformer en la seconde, pendant l'évolution du sujet vers le réveil cérébral complet. Je ne comprends donc pas comment on peut nier ou admettre l'une sans nier ou admettre l'autre. C'est pourtant ce qui est arrivé, sans que les sceptiques au sujet de l'autoscopie interne, qui ne mettaient pas en doute les hallucinations autoscopiques, c'est-à-dire l'autoscopie externe, se doutâssent de leur contradiction.

Termes spéciaux employés par les sujets.

Une chose frappe immédiatement quand on entend ces sujets décrire ce qu'ils voient en eux, c'est leur langage, ce sont les expressions qu'ils emploient, les périphrases, les comparaisons dont ils se servent. Jamais presque ils ne disent un mot technique, n'emploient une expression propre, même pour les choses qu'ils doivent connaître. Les muscles, les tendons sont des cordes ; les vaisseaux aussi sont des « cordes » ou des « ficelles », puis à mesure que la sensation se précise, ils deviennent des « tuyaux dans lesquels il coule quelque chose » ; l'ovaire est un « petit sac » avec des « grains » ; les trompes sont des « tuyaux », le vagin aussi est un « gros tuyau », l'utérus est un tuyau aussi avec des parois très épaisses ; l'hymen est une petite « peau », les bronches sont des « branches de corail », qui peu à peu se laissent canaliser pour que l'air passe ; les poumons sont une « grappe de raisin », le foie et la rate des « éponges », l'estomac une « poche », un « sac », l'intestin un « long tuyau », les seins sont des « grappes » aussi, mais qui ne sont plus pareilles à celles du poumon ; les cellules cérébrales sont des « petites cases » avec des pointes, avec « quelque chose de mou dedans » ; des petits « cônes. » Jamais on ne les entend appeler les choses par leur nom scientifique ou vulgaire. Il semble que ce soit pour eux des choses nouvelles, inconnues. Leurs impressions sont si nouvelles en effet, qu'ils ne sauraient les rapporter à rien de connu pour eux, ce qui prouve d'ailleurs, de même que l'identité des termes employés par tous, leur sincérité.

En les interrogeant, je m'efforçais toujours de leur faire préciser les choses sans me servir d'aucune expression qui pût leur rappeler d'anciennes notions anatomiques. Je faisais comme si je ne comprenais pas ce qu'ils voulaient me dire. Jamais je n'en ai vu me dire que ce qu'ils me décrivaient était tel ou tel organe. Tout au plus arrivaient-ils à dire : ce *doit* être tel organe. Mais ils ne l'affirmaient pas. Ils évitaient presque de se servir des termes exacts. Le nombre des cas est assez grand aujourd'hui pour voir qu'il y a dans cette manière constante de s'exprimer, chez des sujets d'éducation et d'instruction très variées, autre chose qu'un hasard ou une pure coïncidence.

Cela peut étonner au premier abord. Tout le monde, même sans études, a pu voir, ne fût-ce que chez un boucher, des poumons, un cœur, un cerveau, des intestins, etc. Il est donc singulier que le sujet qui voit autoscopiquement ces différents organes en lui ne les reconnaisse pas et ne cherche pas, pour les décrire, de comparaison avec ce qu'il connaît déjà chez les animaux, ou qu'il a pu voir sur des figures.

J'insisterai sur ce point qui a une grosse importance au point de vue de la véracité des sujets et de la valeur qu'on doit accorder à leurs descriptions.

Je ne puis m'expliquer cette particularité que de la manière suivante. Tout d'abord le retour de la sensibilité ne donne pas tout de suite la notion de l'organe complet. C'est peu à peu, par parties et non dans l'ensemble, que cette notion apparaît. Le sujet ne peut donc rapporter les impressions qu'il ressent à rien de connu, pas plus que, si on présentait une préparation microscopique du poumon à quelqu'un de profane en fait d'anatomie, il ne pourrait dire que c'est du poumon, mais simplement décrire ce qu'il verrait et le comparer avec des choses du monde extérieur connues, pour se faire comprendre dans sa description. En effet, ce n'est que lorsque tout l'organe a recouvré son fonctionnement et sa sensibilité, — c'est-à-dire que le centre cortical de l'organe a repris son activité complète — que le sujet s'aperçoit que ce qu'il vient de sentir est tel ou tel organe ; jusque-là tout ce qu'il en percevait était tellement différent de ce qu'il en connaissait, qu'il ne pouvait le lui attribuer, et pour en donner une idée était obligé d'emprunter ses comparaisons à de tout autres objets.

En second lieu le sujet n'a jamais ressenti ce qu'il éprouve alors. Il en est donc surpris lui-même ; il se demande et il demande ce que c'est, à quoi cela se rapporte. C'est quelque chose de nouveau et d'imprévu, n'ayant aucun rapport avec ses sensations habituelles. Il n'est donc pas étonnant qu'il ne sache pas rapporter à tel ou tel organe qu'il n'a jamais perçu — comme l'ovaire ou l'utérus par exemple — d'une façon isolée et précise, les sensations qu'il y éprouve et qui tiennent à un fonctionnement tout à fait spécial.

Degrés de l'autoscopie.

Il est à remarquer que l'autoscopie ne porte pour ainsi dire pas tant sur un organe dans son ensemble, sur sa morphologie, mais plutôt sur sa structure intime, sur ses éléments. A cet égard on est étonné, à la lecture des observations, de voir à quel degré de finesse peut atteindre le phénomène, et les cas les plus curieux sont peut-être ceux où mes sujets ont décrit leurs cellules cérébrales, les ovaires avec les ovules, ou ceux du Dr Comar dont un a décrit le sang, comme un liquide blanc dans lequel circulent de petits grains rouges et aplatis.

A ce propos, comment peut se faire cette vision des couleurs ? C'est là un point qui paraît difficile à expliquer. Elle n'est cependant pas niable et beaucoup de sujets l'ont présentée. Il me paraît vraisemblable d'admettre que, cette vision des couleurs se produisant à un moment où le sujet reconnaît à quel organe il a affaire, les connaissances ou les réminiscences qu'il en a peuvent lui faire amplifier ce qu'il sent par ce qu'il sait. C'est là un phénomène qui se produit très fréquemment même chez les gens normaux. Les réponses de certains sujets à cet égard paraissent confirmer cette interprétation. La vision incolore des organes, qui s'est ajoutée, pour la compléter par le mécanisme que j'ai indiqué tout à l'heure, à la perception cénesthésique, ne leur suffit pas. Tous mes sujets, ne l'oublions pas, étaient des visuels : certains même l'étaient à un point tel qu'ils avaient de l'audition colorée. Il n'est donc pas surprenant de les voir amplifier, compléter leurs représentations visuelles par des couleurs. Ils « s'efforcent » de trouver cette couleur, comme me disait cette malade (obs. VII) qui se sentait poussée à dessiner ce qu'elle sentait au milieu de son corps. Qu'alors, l'organe étant perçu d'une façon très nette dans sa forme, dans sa situation, dans sa structure, le sujet le reconnaisse et lui applique les données conscientes ou non qu'il a sur lui, c'est très possible et même vraisemblable.

Mais je tiens à faire remarquer que ce n'est qu'à la fin de l'autoscopie interne que se fait, dans quelques cas et pour certains organes seulement, l'adjonction des couleurs.

Si certains malades ont parlé de la couleur du

sang, de la muqueuse de l'estomac, aucun n'a indiqué celle des ovules, des glandes de l'estomac, des bronches, des artères et des veines, de tous les organes où la couleur leur est mal ou pas connue sur le vivant. Presque tous au contraire ont parlé de la couleur du sang que tout le monde connaît.

Il faut distinguer en effet dans ces phénomènes les diverses périodes de leur évolution, leurs divers degrés. Au début du phénomène le sujet accuse simplement des sensations bizarres, qu'il traduit en disant que c'est « comme s'il y avait en lui telle ou telle chose ». Puis la précision devient plus grande. Il *aperçoit* quelque chose qu'il compare avec un objet vulgaire qui lui ressemble plus ou moins. Ensuite la perception est très nette ; non seulement il *sent*, mais il *voit* ce qui est en lui, mais sans reconnaître ce que c'est réellement. Enfin il le *reconnaît*, mais toujours d'une façon douteuse en quelque sorte ; il n'ose jamais avouer ce qu'il croit être. Il cherche alors volontairement à s'en faire une idée complète, et comme c'est sous une forme visuelle que se produit alors la sensation cénesthésique, il est naturel qu'il y applique, inconsciemment peut-être, une couleur qu'il sait ou qu'il croit convenir à l'organe représenté. Il ne faudrait donc pas conclure de cette amplification volontaire et imaginaire à la supercherie pour le reste du phénomène, ou à un effet de pure imagination pour l'ensemble.

Les derniers cas du Dr Comar, où il s'agit de corps étrangers de l'estomac et de l'intestin, et où la preuve a pu être faite de la réalité de leur existence, démontrent que l'autoscopie interne ne s'applique pas seulement à l'organisme, mais encore aux corps étrangers qui y sont contenus.

Y a-t-il lieu de s'en étonner quand on sait que les corps étrangers articulaires sont parfaitement appréciés comme volume par ceux qui en sont atteints ? Pourquoi la muqueuse intestinale ne percevrait-elle pas la forme d'une épingle, d'une arête ou d'un morceau d'os qui y seraient implantés ?

Ces observations confirment la comparaison que je faisais au début du précédent chapitre entre la sensibilité tactile générale et la cénesthésie. Il n'y a en réalité aucune différence entre les deux, si ce n'est dans la netteté de l'une et l'obtusion habituelle de l'autre. Mais au point de vue des notions qu'elles peuvent nous fournir sur le monde extérieur — et dans le cas particulier un corps étranger se comporte vis-à-vis des organes internes comme un objet quelconque du monde extérieur vis-à-vis de la surface du corps — les deux modes de sensibilité sont absolument comparables.

Autoscopiquement donc les sujets peuvent prendre connaissance des objets qui sont au contact des organes, et de ces organes eux-mêmes dans les plus petits détails de leur structure, même microscopique, même de leurs cellules constituantes. Si singulier et nouveau que le fait paraisse, je ne crois pas, après tous les cas que j'ai rapportés précédemment, qu'il soit niable, et il est préférable de chercher à l'expliquer et le comprendre que de le nier *a priori*, comme on l'a fait sans se donner la peine de répéter les expériences, de se remettre dans les conditions où il s'est produit. C'est là un mode de discussion qui n'a rien de scientifique et qui dénote combien la systématisation de nos conceptions entrave, même chez des hommes rompus à la méthode scientifique, l'admission de faits nouveaux contrariant cette systématisation. Je reviendrai d'ailleurs plus loin sur la valeur qu'il convient d'accorder à ces phénomènes autoscopiques.

Il est un point cependant sur lequel je dois insister un peu, car il soulève précisément le plus d'objections. C'est celui de la perception d'éléments microscopiques qu'on ne peut apercevoir qu'avec de forts grossissements.

Je ferai remarquer d'abord qu'il ne s'agit pas, ainsi que nous le verrons plus loin et que nous l'avons déjà démontré pour l'autoscopie externe, d'un phénomène visuel, mais d'un phénomène purement cénesthésique. Or, nous ne savons pas quel degré de perfection peut atteindre la sensibilité cénesthésique, attendu que dans l'état normal les impressions qui nous sont fournies par elle sont masquées par les impressions sensorielles beaucoup plus fortes.

Nous connaissons, d'autre part, le degré d'acuité que peuvent atteindre les sensations lorsque nous sommes conscients, non pas quand nous sommes inconscients. Or, à quelle finesse de perception peut-on descendre dans les états inconscients, c'est précisément là ce qu'on ignore et que les faits actuels permettent d'apprécier. De ce qu'ils nous révèlent une perceptivité que nous ne pouvions soupçonner, ce n'est pas une raison pour les nier. Il serait plus sage de chercher à vérifier si cela est exact et d'en comprendre la possibilité.

Or, nous avons des exemples de sensibilité cénesthésique très aiguë, quoique grossière en comparaison de ce que nous venons de voir, dans les états inconscients ou subconscients comme le sommeil. Tels sont les rêves prémonitoires, dans lesquels des personnes qui vont être atteintes d'une maladie s'en voient frappées, un ou deux jours auparavant, alors qu'à l'état de veille rien n'attire leur attention. Il en est de même de beaucoup d'hypocondriaques, de persécutés, où de simples et très légères modifications de vascularisation, qui ne seraient pas perçues en temps normal, servent de point de départ à des conceptions délirantes, donnant lieu à des sensations objectivées, dès que les malades présentent du trouble et de l'affaiblissement de la conscience.

Il est évident que ces phénomènes ont pour siège l'écorce cérébrale. Or, comme tout porte à le croire, tout ce qui se passe dans les centres cérébraux tient à un état moléculaire donné des cellules de ces centres. Supposons qu'un organe soit altéré. Si, comme on l'admet, tout notre organisme est représenté dans l'écorce, il doit y avoir une modification dans le fonctionnement des cellules cérébrales correspondant à l'organe altéré, c'est-à-dire à l'altération des cellules composant cet organe. Il reste dès lors à se demander quel nombre de cellules de l'organe doit être altéré pour que l'état moléculaire du centre cortical correspondant soit lui-même modifié sous l'influence des impressions partant de cet organe. Nous n'en savons rien. Mais s'il y a un rapport entre le centre et l'organe, il est logique d'admettre que la moindre modification cellulaire, fût-ce d'une seule cellule, doit avoir son corollaire dans l'état moléculaire du centre cortical de l'organe.

Pourquoi, dès lors, étant donné un état moléculaire du centre cortical, — produit par une inhibition quelconque de ce centre, et correspondant à celui qui serait provoqué par une altération de l'organe placé sous la dépendance de ce centre, — le retour de l'activité de ce dernier ne déterminerait-il pas une représentation, inconsciente à l'état normal, tout comme le retour de l'activité cellulaire de l'organe atteint déterminerait une sensation, inconsciente elle aussi d'ailleurs ? Mais dans de certaines conditions, que nous verrons plus loin, cette représentation, au lieu d'être inconsciente, est connue par le sujet, et cesse seulement d'être consciente quand l'activité de l'écorce a repris son cours normal. Il ne s'agit plus dès lors que d'une question de degré, car si à l'état normal nous percevons dans une certaine mesure la forme générale des organes qui sont troublés dans leur fonctionnement — et le résultat est le même quand, au lieu de l'organe, c'est son centre cortical fonctionnel qui est atteint seulement —, dans l'état d'inconscience et de subconscience nous pouvons en avoir une perception beaucoup plus nette encore, et rien ne nous autorise à lui assigner une limite arbitraire. Nous devons nous incliner devant les faits, et dans le cas particulier, si ceux-ci nous montrent que la perception peut atteindre les éléments microscopiques eux-mêmes des organes, nous n'avons pas le droit de supposer que c'est une invention ou une invraisemblance. Nous verrons d'ailleurs plus loin, à propos de l'explication du phénomène autoscopique, quelle est la condition nécessaire pour que cette perception devienne consciente momentanément.

Moment de la disparition du phénomène.

De même qu'il est apparu d'une façon assez

inopinée, le phénomène cesse très rapidement aussi, quoique moins brusquement en général. Le sujet, après avoir éprouvé toutes les sensations qui accompagnent habituellement le retour de la sensibilité de l'organe — sensations spéciales pour chaque organe — éprouve tout à coup le phénomène de l'autoscopie, pendant lequel il se borne à décrire ce qu'il voit en lui sans savoir à quel organe cela se rapporte, quoiqu'il le sût au début. Après avoir présenté les réactions qui accompagnent le retour de la sensibilité organique — réactions spéciales à chaque organe comme les sensations — il cesse de percevoir autoscopiquement l'organe et continue à présenter les mêmes sensations et les mêmes réactions de retour de la sensibilité que s'il n'avait pas eu momentanément d'autoscopie : cè sont des sensations de détente, de chaleur douce, de bien-être, de fusion de l'organe avec les parties voisines. Il a enfin la sensation que « tout est bien », et il ne présente plus aucune réaction ; il n'a plus aucune action volontaire sur l'organe mis en jeu.

Or, pendant cette période qui suit la perception autoscopique, si on l'interroge sur ce qu'il a raconté pendant cette période, si on lui demande s'il voit encore, ou s'il se rappelle ce qu'il voyait, même en lui précisant les termes qu'il a employés tout à l'heure, il ne comprend plus ce qu'on lui demande, il ne sait plus de quoi on veut lui parler, il nie avoir rien vu ni senti de semblable. En un mot, tout ce qu'il a éprouvé a cessé d'exister pour lui, en même temps que l'état qui engendrait ces sensations se transformait lui-même et disparaissait. C'est là d'ailleurs un phénomène qui se produit également dans les cas où il n'y a pas eu autoscopie, au cours de la restauration de la sensibilité, c'est-à-dire, rappelons-le, au cours de la remise en activité des centres cérébraux plus ou moins inhibés. Et cette identité dans les réactions psychiques des sujets, comme dans leurs réactions sensitives et motrices, montre bien qu'il ne s'agit nullement là de supercherie ou de réminiscence. Ce qui est, c'est que lorsqu'un état quelconque de l'activité des centres corticaux se produit, il entraîne avec lui des réactions motrices, sensitives et psychiques spéciales, et que, lorsqu'il cesse, ces diverses réactions, non seulement cessent aussi de se produire, mais même de pouvoir être représentées. En effet, pour être représentées consciemment, il faudrait que le même état qui les a engendrées se reproduisît, et c'est précisément ce qui ne peut pas être, puisque les réactions du sujet, et les excitations qu'on lui a faites ont eu pour résultat de le détruire.

Dans la grande majorité des cas nous avons vu que c'était seulement pendant l'hypnose que le retour de l'activité corticale amenait la production de l'autoscopie interne. Mais cette reprise de l'activité des centres inhibés peut se continuer quand on a réveillé le sujet, et alors l'autoscopie se montre comme dans le cas où elle se produit pendant la veille. Le sujet y assiste et nous le décrit au fur et à mesure qu'il se développe, exactement comme cela se passe dans l'hypnose, ou dans l'autoscopie externe.

Validité et explication du phénomène.

Il nous reste à savoir quelle valeur il faut attribuer à ce phénomène de l'autoscopie. Personne ne songe à le nier quand il s'agit d'autoscopie externe, d'hallucinations autoscopiques, qui portent sur le sujet tout entier. Il n'y a donc pas de raison pour le nier quand il porte seulement sur un point particulier de l'organisme. Mais ce qui peut étonner, c'est la finesse, la précision des détails aperçus autoscopiquement, c'est que ce ne sont pas seulement les formes extérieures qui sont ainsi l'objet de l'autoscopie, mais la structure anatomique elle-même, jusqu'aux éléments microscopiques. Quelle interprétation peut-on donner de ce phénomène, et quelle créance ajouter d'abord à sa production ? On ne manquera pas de dire sans doute qu'il s'agit là de choses déjà connues des sujets, ou de réminiscences, de souvenirs inconscients, ou encore de suggestion, ce qui ne veut rien dire, mais satisfait généralement l'esprit ; on ne laissera pas enfin de penser à la supercherie.

Je dois faire immédiatement justice de cette explication simpliste. Quoiqu'il soit toujours très scabreux de se porter garant de la sincérité de pareils sujets, je crois pouvoir le faire cependant ici. Les quatre sujets chez qui j'ai observé de l'autoscopie interne sont en effet bien connus de moi : je les ai observés pendant longtemps, je les observe encore depuis leur guérison, et jamais je n'ai constaté chez elles aucune fraude, aucune supercherie, aucun mensonge même. Mais cela ne prouverait rien.

Je ferai remarquer alors que ces phénomènes étaient absolument inconnus des sujets, puisqu'ils n'avaient jamais été publiés encore et qu'ils ne pouvaient ainsi en avoir eu connaissance par aucune voie. En outre, quand ils se sont produits, je ne m'attendais en aucune façon à les voir surgir et j'ai été fort étonné de les constater, car ils se sont manifestés à un moment du traitement où tout paraissait terminé et où rien ne pouvait me les faire prévoir. Enfin il est singulier de voir des sujets n'ayant jamais eu aucun rapport les uns avec les autres présenter des phénomènes d'une aussi parfaite identité, tant dans l'époque de leur apparition, que dans la manière dont ils se déroulent et dans les termes mêmes avec lesquels les sujets les décrivent, sans qu'ils soient régis par un déterminisme spécial.

La supercherie est une explication trop facile, et pour l'admettre il faudrait au moins se demander quel intérêt les sujets y pouvaient avoir. Se rendre intéressantes? Il est bien singulier de les voir choisir un moment très précis de leur évolution morbide pour le faire de cette manière, et mieux encore discuter des choses dont elles n'ont jamais entendu parler, et pour cause, puisqu'elles n'ont jamais été décrites, des choses sur lesquelles personne ne leur pose de questions, dont on ne s'enquiert pas, et auxquelles elles ne peuvent par conséquent penser que l'on s'intéresse. Or, dans aucun cas, les sujets n'ont été interrogés à cet égard. C'est eux qui, spontanément, ont manifesté leurs impressions, et l'on peut remarquer dans les dialogues entre eux et les observateurs que ces derniers se sont bornés à leur demander de préciser leurs explications sans leur en fournir aucune eux-mêmes, et sans manifester même aucun étonnement pour ce qu'ils leur racontaient, de façon précisément à éviter de les pousser à se croire très intéressants et à exagérer tout ce qu'ils éprouvaient.

La supercherie étant mise de côté, on est en droit de se demander si ces sujets ne connaissaient pas déjà les organes qu'ils décrivaient. Sans doute aucun d'eux n'avait été sans voir, ne fût-ce que chez des bouchers, des poumons, un cœur, un foie, un intestin, etc., mais de là à en décrire la structure intime, microscopique, il y a loin. On peut répondre qu'ils en avaient lu des descriptions dans des livres de physiologie populaire. Mais l'un des sujets du Dr Comar était une paysanne sans instruction : deux au moins de mes sujets étaient absolument ignorantes des choses de la physiologie et de l'anatomie, ainsi que j'avais pu m'en assurer avant même qu'elles présentassent de l'autoscopie.

Souvenirs inconscients, dira-t-on encore. Je n'aurais eu garde de ne pas m'en méfier et, pendant leur sommeil, dans l'état par conséquent où elles pouvaient, en même temps qu'elles me faisaient leur description, se rappeler les connaissances qui leur permettaient de les faire d'une manière si précise, je leur ai demandé où elles avaient vu décrit ce qu'elles me racontaient, et elles m'ont toujours répondu qu'elles ne savaient pas de quoi il s'agissait.

Mais les sceptiques à outrance pourraient répondre encore qu'elles dissimulaient leurs connaissances. Je demanderai alors comment il se fait qu'elles n'emploient presque jamais de termes techniques, même pour des choses où l'appellation technique est d'usage courant. Or, toutes, sauf une, décrivent leurs organes, au moins certains, comme des choses absolument inconnues auparavant et qui ne leur rappellent rien ; elles se servent de termes vulgaires, les mêmes chez toutes pour les décrire, comme ferait quelqu'un qui les verrait pour la première fois : ce sont des tuyaux, des cordes, des sacs, des poches ; elles font des comparaisons avec des objets connus, du corail, des grappes, etc. Elles oublient d'ailleurs ces descriptions dès que la sensibilité et le fonctionnement de l'organe sont redevenus normaux, et ce n'est que lorsque les organes ont recouvré un certain degré de perfection que tout à coup le sujet se dit que ce qu'il sent « doit être tel organe » et affirme enfin que « c'est tel organe ».

Pourquoi enfin l'autoscopie ne se montre-t-elle pas pour tous les organes chez tous nos sujets ? Pourquoi n'a-t-elle lieu que pour les organes qui sont précisément le plus profondément troublés dans leur sensibilité et dans leur fonctionnement, sinon parce que ce n'est que dans certaines conditions qu'elle peut se produire, parce qu'elle est liée à un certain état particulier de l'activité des centres corticaux, pendant le retour de cette activité normale ?

Pourquoi ne se produit-elle pas dès le début de la restauration de la sensibilité, mais seulement quand celle-ci est très avancée et qu'on a presque le droit de la croire complètement normale, sinon parce que c'est à un degré supérieur, de perfection plus grande de cette sensibilité, qu'elle correspond ?

Pourquoi est-elle si rare relativement aux cas tellement fréquents où se produit une régression considérable de la personnalité, et où les sujets ont tout autant d'instruction et de connaissances ?

Il est aussi un point à noter, c'est l'association de l'autoscopie externe, des hallucinations autoscopiques avec l'autoscopie interne. Cette association s'est manifestée d'une façon remarquable chez le premier de nos sujets, montrant bien ainsi qu'on a affaire au même phénomène. On ne nie pas le second ; il n'y a donc pas lieu de nier le premier.

Mais, dira-t-on encore, c'est de la suggestion. Je pourrais répondre à cela qu'on ne sait pas, même en s'entendant sur la définition de la suggestion, de quelle façon elle agit. Or, toute la question est là et tout l'intérêt de ce phénomène. Nous allons l'examiner plus loin. Pour le moment, je me bornerai à faire remarquer que la suggestion ne saurait être incriminée ici, même dans son sens le plus large. Tout d'abord le Dr Comar, qui a signalé le premier ces phénomènes, aurait été bien empêché de les suggérer, puisqu'il les ignorait complètement. Je me trouvais dans le même cas pour ainsi dire, car au moment où je les ai constatés j'étais bien loin de m'y attendre et rien ne pouvait me les faire prévoir.

Ils se sont déclarés d'une façon tout à fait inopinée. Quant à avoir fait de la suggestion indirecte et involontaire, il suffit de lire nos observations pour voir avec quel soin nous avons évité cet écueil. Bien loin de poser à nos sujets des questions capables de les mettre sur la voie de la description anatomique, nous nous sommes au contraire bornés à enregistrer ce qu'elles nous disaient, et même le plus souvent nous les avons forcées à préciser en faisant comme si nous ne comprenions pas ce dont elles nous parlaient, comme si c'étaient elles qui ne savaient ce qu'elles disaient, et si leur description ne correspondait à rien de réel. Et malgré tout elles continuaient, et cela dans des termes qui se sont trouvés identiques.

On a été jusqu'à penser que mes sujets avaient deviné la nature des renseignements que je recherchais ; qu'une parole, un geste de moi ou de mon entourage avaient pu suffire à mettre leur attention en éveil. Mais comment auraient-ils deviné une intention que je n'avais pas, que le Dr Comar pouvait avoir encore bien moins, lorsqu'il observa ces faits pour la première fois. Quant aux imprudences par gestes, j'étais seul les premières fois où cela s'est produit, et fussé-je entouré d'un ou deux aides, il faudrait admettre chez ces sujets — les yeux fermés — une perspicacité vraiment extraordinaire pour comprendre sur un geste de surprise ou d'attention que je désire qu'elle me décrive tel ou tel organe. Il est surprenant de voir que les gens qui supposent de pareilles explications ne s'aperçoivent pas qu'elles sont plus invraisemblables et plus merveilleuses que les faits auxquels ils prétendent les opposer. Ils suspectent la valeur de l'autoscopie en essayant de l'expliquer par la seconde vue des magnétiseurs.

En ce qui concerne la validité de l'expérience, la réalité du phénomène, je crois donc qu'il est difficile de ne pas les reconnaître comme assurées.

Reste à se demander comment cela peut se produire. Je crois qu'à cet égard les études que j'ai faites autrefois sur la nature de l'hystérie et sur les phénomènes qui accompagnent le retour de l'activité cérébrale consciente nous permettent d'interpréter d'une façon assez satisfaisante le phénomène.

Tous nos organes, c'est là un fait admis universellement aujourd'hui, sont représentés sur l'écorce cérébrale par des centres moteurs, sensoriels et viscéraux ; et si ces derniers ne sont pas encore admis officiellement, malgré les cas nombreux où j'ai pu les contrôler et les expériences que j'ai indiquées pour les constater, il n'y a aucune espèce de motif pour les nier *a priori,* et toutes les raisons au contraire pour les prévoir. Après avoir nié les centres moteurs de l'écorce, il a fallu les admettre ; après eux, il a fallu reconnaître l'existence des centres sensoriels ; chez les animaux on est arrivé à déterminer des centres corticaux pour divers organes ; il est singulier de voir qu'on nie aujourd'hui encore l'existence de ces derniers chez l'homme, malgré les nombreux exemples que j'en ai donnés, en les démontrant physiologiquement et cliniquement dans la majorité des cas, anatomo-pathologiquement même, pour le centre de l'estomac. Dans un article récent de la *Revue neurologique* (20 oct. 1902), MM. Parhon et Goldstein ont cependant pris en considération mes recherches sur ce sujet, et penchent en faveur de la localisation que j'ai donnée du centre de l'estomac.

Il est du reste hors de contestation que, par ce qu'on appelle la suggestion, on peut agir sur les fonctions viscérales. Or, pour que la suggestion, qui, de quelque façon qu'on se la représente, est un phénomène psychique qui ne peut se produire qu'au niveau de l'écorce cérébrale, agisse ainsi, il faut bien admettre que la représentation des viscères et des mouvements propres à les mettre en état de fonctionnement se fait aussi dans l'écorce absolument comme la représentation de toutes nos autres fonctions motrices et sensorielles. C'est du reste l'opinion de Wernicke et de ses élèves, de Meynert, Griesinger, et de Munck aussi, que la conscience que nous avons de notre corps n'est que la somme des images formées par nos sensations organiques ou internes, cénesthésiques en un mot, de même que notre représentation du monde extérieur est la somme des images résultant de nos sensations externes. Seulement, Wernicke pense qu'aucune des images des diverses parties de notre milieu interne n'atteint le degré de discrimination de nos représentations du monde extérieur, et que la conscience du premier est une notion d'ensemble en opposition avec la variété des actions du second. Cela est certainement vrai dans l'état normal de notre fonctionnement cérébral. Mais lorsque ce fonctionnement est altéré, et, qu'après avoir été frappé d'inhibition en certains points, il reprend son activité normale, il n'en est plus de même, et des représentations partielles très nettes des parties du corps correspondant aux points inhibés peuvent se produire.

Or, dans les états hystériques, quand il y a anesthésie d'un membre, perte de la fonction motrice de ce membre, arrêt d'activité du centre cortical moteur correspondant, le sujet ne peut plus se représenter ce membre, ni les mouvements dont il est capable normalement et qu'on lui demande d'exécuter. Il ignore sa forme, sa situation dans l'espace, son existence même parfois. Lorsque, par un procédé quelconque, on réveille l'activité du centre moteur, le sujet perçoit de nouveau ce membre, d'une façon très vague d'abord, puis de plus en plus précise : sa sensibilité s'affine, les mouvements volontaires reparaissent et se précisent, jusqu'à ce qu'enfin le sujet se représente complètement son membre et puisse alors lui faire exécuter facilement tous les mouvements qu'il veut.

Si on compare ce qui se passe pour un membre avec ce que nous venons de voir pour les viscères, on ne trouve en réalité aucune différence. Sans doute, à l'état ordinaire, nous avons une représentation très nette de nos membres alors que nous n'en avons qu'une extrêmement faible de nos organes internes. Mais il faut remarquer que la représentation de nos membres est très complexe, et qu'elle n'est pas constituée par un seul ordre d'impressions, les impressions cénesthésiques et kinesthésiques, mais que ces impressions sont complétées et contrôlées par les impressions visuelles et tactiles qui leur sont associées. Or, ces dernières ne contribuent en rien à la représentation que nous pouvons avoir de nos viscères, où les impressions cénesthésiques sont les seules qui nous les fassent connaître. Si on ajoute à cela que les changements organiques qu donnent naissance à ces impressions sont toujours les mêmes ou peu s'en faut, que l'habitude que nous en avons nous les fait négliger, à moins de fonctionnement anormal, et que ce fonctionnement lui-même peut se faire par la seule entremise des centres nerveux inférieurs, sans intervention de la volonté et par conséquent de la conscience, on ne sera pas surpris que la représentation normale de nos viscères soit très faible, très vague, et que nous ne l'évoquions pas. Mais il n'en reste pas moins que toutes les impressions qui partent de nos organes internes aboutissent à l'écorce cérébrale et contribuent, avec toutes les autres parties des organes moteurs et sensoriels, à la constitution de nos états de personnalité.

Dès lors, si une cause quelconque vient inhiber les centres des fonctions viscérales, il se passe quelque chose d'analogue à ce que nous voyons pour les organes de mouvement. Le sujet perd la notion de l'existence de son viscère, il ne ressent plus les besoins qui lui sont liés. Mais, dès que l'activité corticale est rétablie, il perçoit de nouveau des impressions qui prennent une intensité particulière en raison de leur isolement au milieu des autres organes insensibles et à fonctions ralenties et inconscientes. De même que le retour de la sensibilité et du fonctionnement d'un membre s'accompagne de réactions spéciales, motrices, sensitives et psychiques, de même aussi le retour de la sensibilité et du fonctionnement d'un viscère s'accompagne de réactions particulières, spéciales à chaque organe. Le sujet prend alors conscience de cet organe, de sa forme, de son fonctionnement, comme jamais il n'a pu être à même de le faire. Mais de même que nous sentons pour les membres nos muscles se contracter, et que nous nous en représentons ainsi la forme et les mouvements, nous pouvons nous représenter également la forme et les mouvements de nos viscères. Cela ne nous surprend que parce que nous n'en avons pas l'habitude, parce que pour les membres nous ne cherchons guère à nous les représenter cénesthésiquement, mais visuellement ou tactilement, et que nous en arrivons presque à laisser de côté les impressions cénesthésiques qu'ils nous donnent. Pour les viscères nous en sommes au contraire réduits à cette représentation cénesthésique, que nous ne pouvons réellement concevoir que lorsque nous l'avons perdue et que nous la retrouvons, ce qui arrive précisément dans l'état hystérique d'une façon quelquefois complète.

Mais comment peut-on « voir » des choses qui nous sont toujours cachées, qui sont dans l'intérieur de notre corps ? Nous avons discuté plus haut la façon dont les sujets « voient » leurs organes. En réalité ils ne les « voient » pas comme avec la vue, ils se les représentent comme nous pouvons nous représenter une contraction musculaire, quoique nous ne voyions pas non plus nos muscles. Ils en ont une représentation cénesthésique, comme on peut en avoir une tactile — comme les aveugles par exemple — qui nous donne cependant la notion de la forme et du mouvement. Ces faits prouvent tout simplement que nos représentations cénesthésiques peuvent nous donner les mêmes renseignements que les représentations tactiles, ce qui n'a absolument rien d'extraordinaire, ni de contraire à aucun enseignement physiologique. La question de finesse des représentations n'a plus d'intérêt. C'est une chose toute relative, et rien ne nous empêche d'admettre que nous pouvons rencontrer sous ce rapport une échelle d'acuité sensitive aussi étendue que pour toutes les autres espèces de sensations externes.

D'ailleurs il ne s'agit pas seulement d'une question d'acuité sensitive individuelle plus ou moins grande. Comme je l'ai dit plus haut, il est de la plus grande importance de remarquer que les organes qui sont l'objet de l'autoscopie sont ceux où l'arrêt fonctionnel a été le plus marqué, où le trouble de l'activité centrale a été le plus profond. Il ne l'est pas moins de noter le moment de l'apparition du phénomène, alors que la sensibilité et le fonctionnement de l'organe semblaient redevenus normaux.

De ces deux considérations on peut en effet conclure que l'autoscopie tient non pas à l'intensité ou à l'acuité de la sensibilité, c'est-à-dire de l'activité du centre cortical mise de nouveau en jeu, mais à l'extension de cette sensibilité et de cette activité à tous les éléments organiques, même les plus délicats. Le premier réveil de l'activité cérébrale ramène un fonctionnement en apparence suffisant de l'organe intéressé, mais en réalité incomplet. Le réveil complet avec autoscopie ramène le fonctionnement des éléments les plus infimes avec toute l'intensité d'activité dont ils sont capables. Dans la majorité des cas le trouble fonctionnel n'atteint les organes que superficiellement en quelque sorte, et, lorsque l'on restaure la sensibilité et l'activité fonctionnelle du centre cérébral correspondant à chaque organe, on ne constate que des réactions motrices et sensitives relativement grossières et ne portant que sur l'ensemble de l'organe. Dans nos cas au contraire les tissus eux-mêmes sont atteints dans leur activité, et le retour de cette activité liée à celle du centre cortical correspondant provoque dans ce centre des représentations, non plus de l'organe dans son ensemble comme dans les cas précédents, mais des représentations des éléments anatomiques eux-mêmes. Ce n'est en somme qu'une question de degré dans l'étendue du trouble fonctionnel. Du moment que nous admettons — et les faits sont là assez nombreux pour nous y obliger — que le retour de l'activité d'un centre cortical amène une représentation d'ensemble de l'organe placé sous sa dépendance, et que nous ne pouvons connaître que par les impressions cénesthésiques qu'il envoie à notre écorce cérébrale, il n'y a aucune raison de ne pas admettre aussi que, si l'activité de ce centre a été complètement inhibée, si les éléments anatomiques eux-mêmes les plus délicats ont été arrêtés dans leur fonction propre et spéciale — la fonction trophique, vitale, étant bien entendu conservée — le retour de cette activité amène également des représentations de ces éléments anatomiques.

Rapports de l'autoscopie interne avec l'autoscopie externe.

J'ai déjà indiqué ces rapports à propos de l'autoscopie externe. Je ne veux y revenir actuellement que pour montrer que dans les deux cas le phénomène est absolument de même nature. Ce qui est capital, c'est qu'il s'agit non d'un phénomène visuel, mais d'un phénomène cénesthésique, et que l'*autoscopie* n'est pas en réalité le fait fondamental, mais que c'est la *représentation,* ou pour mieux dire l'*aperception,* de sa propre personne, totalement ou partiellement, avec un plus ou moins grand nombre de ses attributs physiques et moraux, extérieurs ou intérieurs. Et ce qui montre bien que les deux phénomènes sont de même nature, c'est qu'on les voit coexister chez le même sujet, se substituer l'un à l'autre à des moments différents du réveil de l'activité corticale, et, chez nos différents sujets, l'autoscopie interne se manifester tantôt sous la forme spéculaire, tantôt sous la forme extériorisée simulant l'hallucination, comme lorsque le sujet dessine dans l'espace ce qu'il décrit en lui-même, tantôt sous la forme autoscopique interne pure, comme lorsque le sujet voit ses organes à leur place même et de dedans en dehors. Il n'y a donc, à mon sens, aucune différence de nature entre ces diverses formes.

J'ai dit qu'il s'agissait de représentation, mais, en réalité, s'il s'agit bien d'une représentation dans le cas d'autoscopie externe, dans l'autoscopie interne il s'agit, au contraire, d'une véritable *sensation,* liée à un état d'activité corticale particulier et qui se modifie comme cet état lui-même. C'est là une distinction qu'il importe de signaler, encore qu'elle ne change rien à la conception générale de l'autoscopie.

Conséquences et Conclusions.

Il résulte de ces phénomènes des conséquences que je crois d'une assez grande importance pour la psychologie, et que j'examinerai rapidement ici, spécialement au point de vue de la conscience et de la suggestion.

Tout d'abord un fait se dégage d'une façon très

nette, c'est que nous pouvons avoir des représentations de tous nos organes, dans leurs plus petits détails, dans l'intimité même de leur structure.

Si ce point est admis, on comprend quelle importance cela pourra avoir pour la connaissance des conditions du fonctionnement cérébral. Tous les sujets qui ont eu conscience autoscopiquement de leurs cellules cérébrales, par exemple, ont indiqué un état vibratoire correspondant à l'évocation des images. Il faut sans doute être très circonspect dans l'observation de ces faits, qui ne prendront une réelle valeur que lorsque leur nombre, recueilli dans des conditions aussi exactes que possible, sera assez considérable.

Un second fait non moins évident se manifeste, c'est que cette aperception ne se produit que lorsque le centre cortical d'un organe, après avoir perdu de son activité à un degré plus ou moins marqué et permanent, la récupère.

Un troisième fait apparaît enfin, c'est que, au fur et à mesure que l'activité du centre cortical reparaît, les représentations qui sont liées aux phases successives de ce retour s'effacent les unes les autres, jusqu'à ce qu'enfin le sujet, ayant recouvré le fonctionnement normal de son organe, cesse d'en avoir une représentation isolée, nette, et perd jusqu'au souvenir de ces représentations successives.

De tous ces faits nous sommes donc amené à conclure que c'est à des changements dans l'activité corticale que sont liées nos représentations. Dès qu'il y a un état d'arrêt ou d'activité amoindrie, le sujet n'a plus de représentation des fonctions ou en a des représentations fixes. Dès que l'activité cérébrale reprend, les représentations liées aux états inférieurs de cette activité font place aux représentations normales. Or, ces représentations normales de nos viscères et de leurs fonctions sont très vagues, très confuses, fondues dans l'ensemble de notre cénesthésie, et cessent d'être isolables consciemment, l'activité cérébrale consciente étant presque absorbée par les fonctions motrices, sensorielles et intellectuelles. Elles ne sont pas inconscientes d'une façon absolue, mais relative, n'étant en réalité que masquées par des représentations et des sensations beaucoup plus nombreuses, variées et intenses.

Nous constatons en outre ceci, qui a une grosse importance, c'est que la conscience n'est pas liée au maximum de l'activité cérébrale. Elle existe à tous les degrés de cette activité, même les plus inférieurs. Ce que nous appelons la conscience ordinairement, c'est le sentiment spécial que nous avons de notre fonctionnement normal. Mais, au-dessous de ce fonctionnement normal, nous pouvons avoir également connaissance, d'une façon aussi précise et aussi nette, de ce qui se passe en nous. Nous prenons alors conscience des phénomènes qui, à l'état normal, sont subconscients ou inconscients. De sorte qu'en réalité nous pouvons prendre conscience de tous les états, même les plus inférieurs, de notre activité cérébrale ; la subconscience et l'inconscience ne sont pas des termes absolus mais relatifs, et, lorsque nous sommes dans un état d'activité inférieure à la normale, tous les phénomènes normalement accompagnés de conscience deviennent subconscients et même inconscients, tandis que ceux qui sont normalement subconscients ou inconscients deviennent au contraire conscients.

La conscience nous apparaît ainsi comme liée uniquement, non pas au maximum de l'énergie cérébrale normale, mais au maximum de l'énergie cérébrale *disponible* dans un moment donné. Elle n'est pas au sommet de la hiérarchie des manifestations cérébrales ; elle accompagne chaque degré de cette hiérarchie, jusqu'aux plus inférieurs. Il n'y a jamais à proprement parler d'inconscience ; l'inconscience équivaudrait à la mort de l'organe ou de son centre cortical.

Nous voyons, en outre, que la conscience ne se montre que s'il y a modification dans l'état de l'activité cérébrale, et qu'elle correspond toujours à un dégagement de cette énergie, à une remise en activité de l'écorce cérébrale. Aussi voyons-nous qu'elle accompagne le retour de cette activité jusque dans ses degrés les plus inférieurs, quand les centres fonctionnels ont été atteints d'un arrêt presque complet, allant jusqu'à enrayer, non seulement le fonctionnement propre des organes, mais même celui de leurs éléments constitutifs.

Quand un centre cérébral a recouvré ainsi tous les degrés de son activité, alors seulement la conscience ne se montre que dans ses manifestations d'ordre supérieur, de même que lorsqu'il était inhibé, engourdi, elle se montrait à propos des manifestations correspondant à son maximum d'activité.

Il ressort encore de l'étude de ces phénomènes d'autoscopie et des conditions dans lesquelles ils se produisent, conditions très faciles à déterminer aujourd'hui, comme je l'ai montré, que la conscience disparaît suivant un ordre déterminé et absolument parallèle à celui des fonctions : les plus délicates, les plus spécifiques de chaque organe disparaissant les premières, et celles d'ordre plus général, jusqu'aux fonctions vitales des éléments anatomiques elles-mêmes, diminuant à leur suite. Dès que la fonction propre de l'organe a perdu son activité — c'est-à-dire le centre cortical qui la tient sous sa dépendance — on voit survenir la perte du besoin organique spécial, puis de l'anesthésie de l'organe intéressé, et, en même temps, de l'inconscience, et la perte du pouvoir de représentation de la fonction d'abord, des modifications et excitations de l'organe ensuite, et de son existence enfin, quand il y a inhibition complète. Dès qu'il y a anesthésie et perte de la conscience normale, on ne peut présumer du degré d'amoindrissement de l'activité du centre cérébral que par la façon dont s'accomplit la fonction qui en dépend. Mais on n'a jamais une mesure très exacte. Au contraire, quand on réveille, par un moyen quelconque, l'activité de ce centre cérébral, on constate avec la plus grande facilité jusqu'à quel point elle était enrayée, grâce à la conscience qui accompagne le retour de la fonction, et par l'appréciation du degré d'activité fonctionnelle le plus inférieur dont le sujet peut prendre conscience.

Telles sont, rapidement exposées, pour ne pas sortir du cadre de cet ouvrage, les principales conséquences que nous pouvons tirer de ces faits, joints à tous ceux que j'ai signalés dans d'autres travaux, en ce qui concerne les conditions de la conscience. Il nous reste à examiner celles qu'on peut en tirer au point de vue de la suggestion.

Quoique ce soit un phénomène dont on a usé et abusé depuis un certain nombre d'années, dont on a fait le pivot de toute une pathogénie des névroses et de toute une thérapeutique, je crois que, considérée comme une idée *imposée* à l'esprit et acceptée par lui, elle n'existe pas. Les adeptes de la suggestion se sont arrêtés avec prédilection sur tous les effets bizarres ou paraissant tels qu'elle pouvait donner. Ils ne se sont guère préoccupés de la seule chose qui était cependant la plus essentielle, à savoir comment les sujets pouvaient exécuter des ordres suggérés d'actes mettant en jeu des organes échappant à la volonté, à l'état normal. Ils n'ont pas remarqué qu'il est aussi difficile d'expliquer pourquoi l'ordre de lever mon bras, que je viens d'entendre, se transforme en mouvement que de comprendre comment l'ordre de vomir, donné dans le sommeil hypnotique à un sujet hystérique, se transforme en vomissement. Ils ont cru tout élucider, et on a fini par admettre, les yeux fermés, cette explication, en disant que c'était par suggestion que le vomissement se produisait. Une telle réponse n'est qu'un aveu d'ignorance; mais on a une telle tendance à prendre les mots pour des explications que l'on s'en est contenté; on ne s'est pas demandé si ce n'était pas exactement par le même mécanisme que celui de lever le bras quand on l'ordonne, que se produisait le vomissement quand on le *suggère* dans le sommeil hypnotique, c'est-à-dire par la volonté du sujet, capable dans cet état de se représenter son organe et d'agir ainsi sur lui comme sur les muscles volontaires.

Quand on considère les faits que nous rapportons ici, on constate une fois de plus ce que j'ai démontré dans mon ouvrage sur la genèse et la nature de l'hystérie : c'est que dans les états d'hystérie, dans les états d'engourdissement plus ou moins marqué des différents centres cérébraux, et d'arrêt plus ou moins complet des fonctions organiques qui en dépendent, les sujets peuvent agir volontairement sur leurs muscles lisses, qui échappent normalement à l'action de la volonté, de même qu'ils ont conscience des phénomènes organiques ordinairement inconscients. Les faits nouveaux que nous apportons ici montrent jusqu'à quelles limites extrêmes, et que je n'avais pas observées alors, cette conscience des organes et de leur fonctionnement peut aller.

Or, en même temps, nous constatons que les sujets peuvent agir volontairement sur ces organes et sur ce fonctionnement, grâce à la conscience et à la représentation qu'ils en ont. Des organes qui, à l'état normal, échappent à la volonté, lui deviennent au contraire soumis quand l'activité cérébrale est diminuée. Et nous pouvons remarquer ainsi que la volonté suit exactement les mêmes lois que la conscience et qu'elle accompagne, comme elle le maximum de l'énergie disponible à un moment donné, d'un centre donné, mais non pas le maximum normal de son activité. Si donc la volonté se montre parallèlement à la conscience à tous les degrés, même les plus inférieurs, de l'activité cérébrale, au moment où son activité amoindrie se réveille, nous sommes ramenés au cas simple d'un ordre exécuté avec nos membres, avec des muscles striés, dit volontaires. On ordonne à un sujet de vomir, et il vomit, parce que dans l'état de sommeil hypnotique il a pu se représenter son estomac et les mouvements nécessaires pour provoquer le vomissement, et qu'en même temps il a pu agir sur lui.

Les fervents de la suggestion ont en effet oublié aussi une chose, c'est de remarquer pourquoi chez un même sujet toutes les suggestions ne sont pas possibles, et l'état de fonctionnement et de sensibilité des organes sur lesquels la suggestion peut s'exercer. Ils auraient pu constater alors que ce n'est que chez les sujets profondément anesthésiés, à fonctions extrêmement ralenties, dont l'état de conscience était le plus inférieur, que la suggestion se faisait le plus facilement, mais surtout que, même chez ces sujets, c'était seulement pour les organes les plus atteints qu'on pouvait suggérer des actes quelconques, qu'à l'état de conscience normale ils n'auraient jamais pu exécuter volontairement. Rien ne leur devient plus facile du moment qu'ils ont conscience de leur organe et de son fonctionnement.

Nous comprenons maintenant comment cela peut être, et nous sommes dès lors amené à cette conclusion : que la suggestion n'est pas autre chose qu'un ordre quelconque et que son mécanisme n'est pas différent de celui par lequel s'exécutent ceux qui ont pour agents des organes soumis à la volonté, comme les muscles striés. La suggestion n'emprunte son prestige qu'à ce fait qu'on peut soi-disant faire exécuter au sujet des actes que la volonté est impuissante à réaliser dans l'état normal. Du moment où l'on constate qu'elle ne peut s'exercer que dans des états où précisément les fonctions normalement subconscientes et échappant à l'action de la volonté deviennent, par suite de certaines conditions, conscientes et soumises à cette dernière, la suggestion, en tant que phénomène spécial, merveilleux, cesse d'exister. Les sujets n'exécutent que des actes qu'ils peuvent exécuter parce qu'ils peuvent se les représenter et les vouloir.

La suggestion est fonction de la conscience et de la volonté, et elle ne peut s'exercer sur un organe quelconque que si le sujet est dans un état cérébral tel qu'il ait conscience de cet organe, et possibilité par conséquent d'agir volontairement dessus. Son rôle est ainsi singulièrement réduit, comme on le voit, et il se pourrait bien que ce ne soit qu'un vain mot.

TABLE DES MATIÈRES

www.ingramcontent.com/pod-product-compliance
Lightning Source LLC
LaVergne TN
LVHW050818061126
851857LV00012B/865